奇跡の

10秒で疲れがとれる

目元

エイジングデザイナー　村木宏衣

ほぐし

主婦の友社

はじめに

この本を手にとっていただき、ありがとうございます。

2020年に出版した村木流ヘッドマッサージの書籍『10秒で顔が引き上がる　奇跡の頭ほぐし』は、おかげさまで16万部を超え、頭のこりや顔のたるみ、ストレス対策としてみなさまのお役に立てていることをうれしく思います。

今回、私が着目したのは「目元の疲れ」です。スマホの普及とともに、私のサロンにいらっしゃるお客さまにも、目元の疲れを訴えるかたがふえましたが、特にコロナ禍以後、ストレスも加わり一気に急増した印象です。

マスク生活、見た目の印象を左右する目元に元気がなければ損をしてしまいますよね。そこで、現代人を悩ます目元の疲れを簡単に癒やせないかと考えたのが、村木式「目元ほぐし」です。

繊細な目元のことを考え、目に直接ふれることのないメソッドです。ぜひ、効果を実感してください。

奇跡の目元ほぐし

目次

はじめに …… 2

コロナ禍で「目元の疲れ」を感じる人が激増しています …… 6

村木式「目元ほぐし」は目をさわらずに目の奥から疲れを解消します …… 10

村木式メソッドは目元の血流を根本から改善！続ければ視力が回復する人も …… 12

村木式「目元ほぐし」基本の手技 …… 14

PART 1 目元の疲れは耳・腕・首ほぐしで解消

皮膚が薄く繊細な目元だから目以外からのアプローチで疲労を緩和 …… 16

まずほぐしたいのは、耳の穴。目の奥を10秒でゆるめます …… 18

STEP 1 耳の穴ストレッチ …… 20

STEP 2 腕ねじれリセット …… 24

STEP 3 首のこりリセット …… 28

村木式「目元ほぐし」を検証 1回でも目がラクになった …… 32

PART 2 目元が疲れにくくなる体リセット

全身のこり、ゆがみをリセットし体の土台を整えて目元の疲れ、老け見えを改善 …… 36

目元の疲れをとる巻き肩リセット

1 手のひら返し …… 38

2 腕伸ばしストレッチ …… 39

3 下半身ひねり …… 40

目元の疲れをとる肩甲骨リセット

1 肩甲骨&肋骨回し …… 42

2 胸椎回旋 …… 46

目元の疲れをとる肋骨リセット

肋骨ゆらし …… 48

目元の疲れをとる鎖骨リセット
鎖骨ほぐし …… 50

目元の疲れをとるわきの下リセット
詰まったわきの下プッシュ …… 52

目元の疲れをとる大胸筋リセット
つまんで筋膜はがし …… 54

目元の疲れをとるおなかリセット
おなかほぐし …… 56

目元の疲れに効く「ツボ・反射区押し」なら10秒で目元すっきり …… 58

PART 3 目まわりの筋肉をほぐし たるみ、クマ、乾きなど 目元悩みを解消

目元の筋肉にアプローチし、こりをゆるめて衰えた筋肉を活性化 …… 62

目元悩みが起こる理由《わけ》 …… 64

目元のこり
1 下がった前頭筋を押し上げ目元への負担を軽減 …… 66
2 筋肉が集中し、こわばりがちな部分をほぐす …… 68
3 運動不足の眼輪筋を鍛え血流をよくし、元気な目元に …… 70

上まぶたのたるみ
1 耳の穴から側頭筋をほぐし、顔や目元をリフトアップ …… 72
2 血管とリンパが集まる顔の中心をほぐし目を開きやすくする …… 74
3 眉のこわばりをほぐし、まぶたを引き上げる力を復活 …… 76

目の下のクマ
1 こり固まりやすい眉毛下制筋に刺激を与え血行をよくする …… 78
2 怠けがちな下まぶたに活を入れクマとたるみを同時ケア …… 80
3 眼輪筋を支えるほおの筋肉をほぐし、顔全体を引き上げる …… 82

目尻のシワ
疲れて硬直した眼輪筋をゆるめ、目元を晴れやかに …… 84

眉間のシワ
目が疲れると力が入る額や眉のこりをほぐして改善 …… 86

目の乾き
目元をリラックスさせ、涙の分泌を促して乾きを予防 …… 88

PART 4 見る力を高める眼球体操

眼球を動かす筋肉のこりをほぐし緊張をゆるめて血流をよくする …… 90

目を動かす筋肉も疲れています …… 92

毛様体筋の緊張をほぐす眼球体操

遠近ストレッチ …… 94

衰えた外眼筋を鍛える眼球体操

上下・左右運動 …… 96

360度回転 …… 98

眼球&舌回し …… 99

村木式「目元ほぐし」Q&A …… 100

PART 5 頭ほぐしで目元の疲れ、くすみを解消

目の疲れがダイレクトにあらわれる頭部のこりをほぐしてすっきり …… 102

目の使いすぎは視覚を司る脳を疲労させ、頭のこりを助長します …… 104

目元の疲れをとる後頭筋ほぐし

1 こぶしでグリグリ …… 106

2 筋膜ほぐし …… 107

3 はさみ寄せ …… 108

4 親指プッシュ …… 109

目元の疲れをとる側頭筋ほぐし

1 あむあむほぐし …… 110

2 耳まわりリセット …… 112

3 頭皮こすり上げ …… 113

目元の疲れをとる帽状腱膜ほぐし

筋膜はがし …… 114

頭ほぐしの仕上げにかき上げリンパ流しをプラス …… 116

PART 6 目にやさしい村木式習慣

目元の疲れを予防するちょっとした心がけを紹介します …… 118

おわりに …… 126

※効果には個人差があります。

※目元などに違和感を感じるときは行わないで下さい。

コロナ禍で「目元の疲れ」を感じる人が激増しています

外出自粛で“目”の不調を感じる人が増えた!

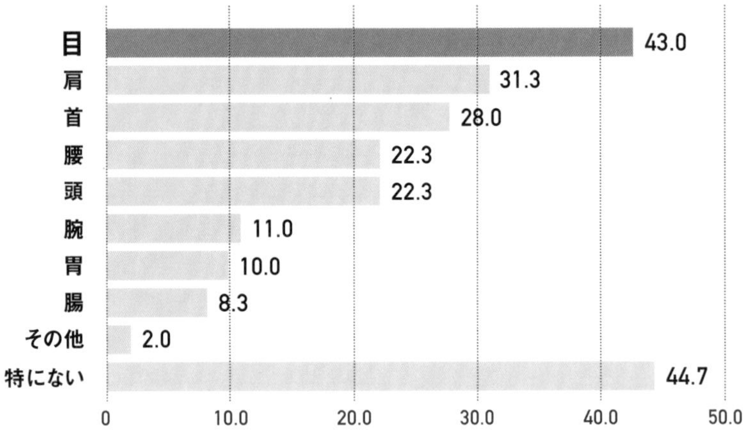

目 43.0
肩 31.3
首 28.0
腰 22.3
頭 22.3
腕 11.0
胃 10.0
腸 8.3
その他 2.0
特にない 44.7
0
10.0
20.0
30.0
40.0
50.0

ライオン・外出自粛下の“目の疲れ・不調”に関する実態調査（2020年5月）

新型コロナウイルス感染症の流行により、短期間で生活が激変しました。実はその影響をいちばん受けているのが、目元。不調を感じるようになった部位として、圧倒的に多かったのが目、という調査もあります。

生活のデジタル化が一気に進み、朝から晩までスマホやパソコンとにらめっこ。家族とのやりとりすらモニター越しに。

目そのものの疲れだけでなく、生活様式の変化によるストレスで全身がこり、その影響も目元に出ているのです。

目元の疲れは「全身の不調」の原因に

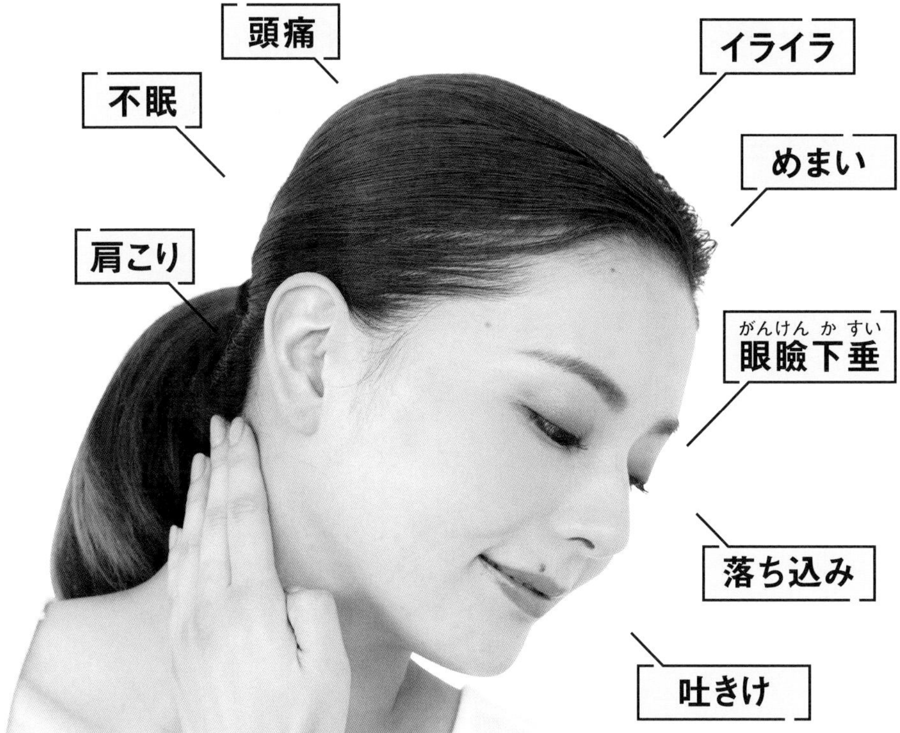
頭痛
不眠
イライラ
めまい
肩こり
眼瞼《がんけん》下垂《かすい》
落ち込み
吐きけ

私のサロンのお客さまでも目元の疲れを訴えるかたが多くなりました。そうしたかたは、目元だけが疲れているのではありません。体にふれると全身ガチガチにこっていて、体中から悲鳴が聞こえるようです。

目が疲れると、物がぼやけて見える、目の奥が痛むだけでなく、首や肩のこり、背中の痛み、頭痛といった全身の不調につながります。さらに、イライラや不眠といった心の不調も招きます。

たかが目元の疲れ、と侮るのは危険なのです。

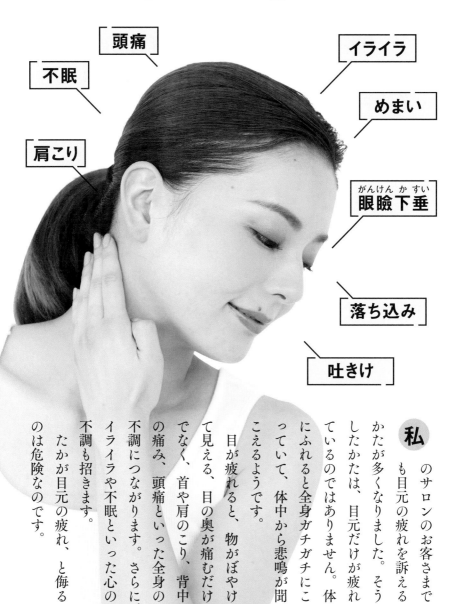

目元の疲れで
「見た目の老化」も加速

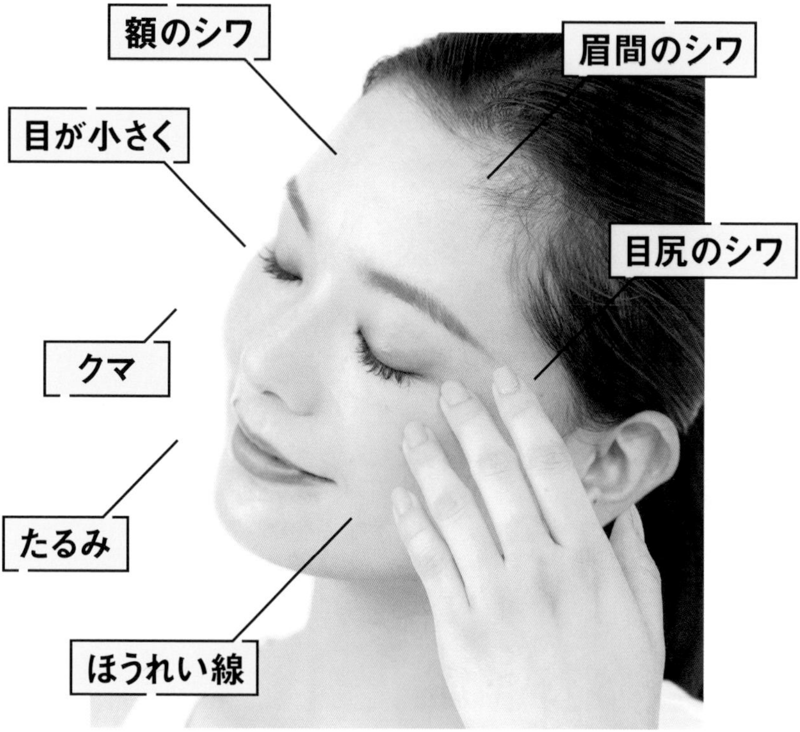
額のシワ
眉間のシワ
目が小さく
目尻のシワ
クマ
たるみ
ほうれい線

特に女性にとって悩ましいのが、目元の疲れは見た目の老化を一気に進めてしまうということ。

　目が疲れて目まわりの筋肉がカチコチになると、血行が悪くなり、老廃物がたまりやすくなってシワやたるみ、クマが生じます。目元が疲れると、眉間や額に力が入るため、シワが刻まれます。さらに頭がこって、引っぱられた顔の筋肉がこったり、たるんだり。

　マスクの下で見た目の老化が進む「マスク老け」は、実は目元の疲れが原因かもしれません。

目元をほぐすだけで、
頭・体・心がリラックス

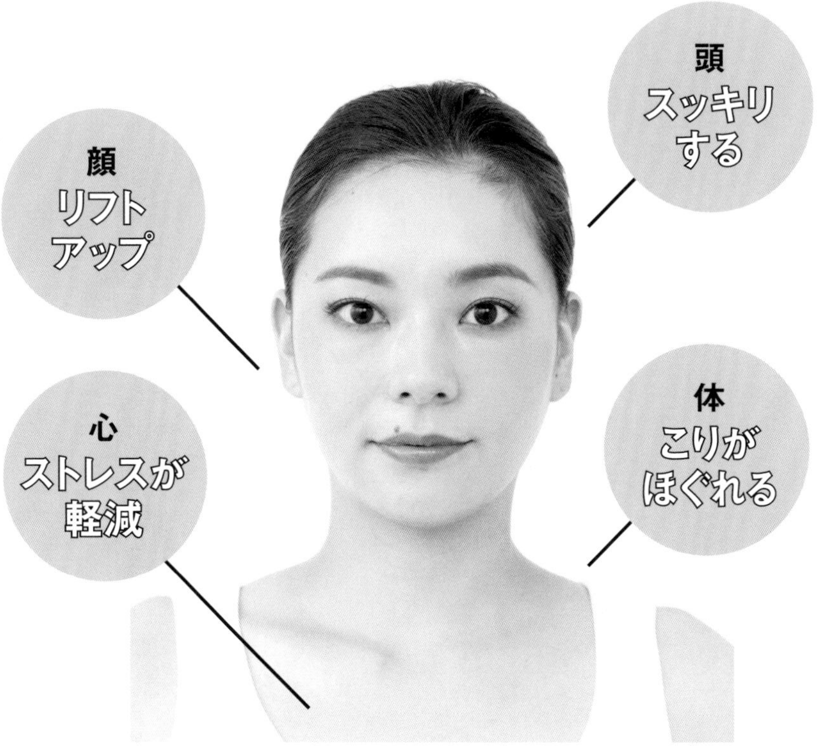

頭
スッキリする
顔
リフトアップ
体
こりがほぐれる
心
ストレスが軽減

いまや国民病ともいえる目元の不調を根本から改善するのが村木式「目元ほぐし」。体全体から目元にアプローチし、目の奥の奥から根本的に疲れを改善します。

村木式の手技なら、こってかたくなった筋肉の弾力も戻りますので、体のゆがみや、顔のたるみも改善されます。ストレスもゆるみ、頭もさえてくるでしょう。

「目元ほぐし」で手軽にケアし、いつまでも若々しい目元を保ちましょう。

＼今すぐ／
「目元ほぐし」で対策を!!

村木式「目元ほぐし」は
目をさわらずに
目の奥から疲れを解消します

目の疲れ、どうやってほぐしていますか？

実は、目の奥の疲れをほぐすには、目元以外からアプローチするのが早道。特に重要なのは、耳、腕、首の3カ所。

耳のまわりには太い血管やリンパ節があり、耳を内側からほぐすと、目の奥への血流が一気に改善します。

腕のねじれや首の前後のこりも、実は目元の疲れの大きな原因。肩から顔、目元の筋肉がこわばり、血流が悪くなるからです。こり固まった腕と首をリセットすることで、目の奥の緊張がゆるむはずです。

デリケートな眼球にはふれず、目の疲れの原因を根本から改善するのが村木式「目元ほぐし」なのです。

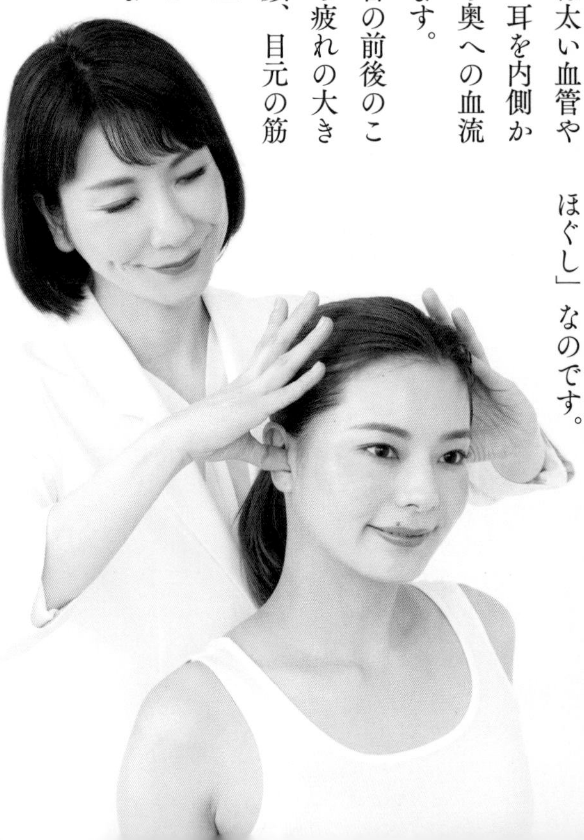

村木式「目元ほぐし」

3STEP

目元の疲れ、緊張をやわらげるために行いたいのが、上半身のほぐし。この３つだけですっきり!!

STEP 1

耳の穴をストレッチ

耳の穴を押し開いてこりをほぐします。耳の近くにある頭の筋肉や脳、目元につながる太い血管やリンパのめぐりを効果的に促すことができ、目の奥の疲れが改善。

STEP 2

腕のねじれをリセット

デスクワークや家事、スマホ操作で前傾姿勢がクセになっていると、肩が内側に入り、腕もねじれた状態に。肩の位置をリセットし、肩から首、目元の血流をアップ。

STEP 3

首のこりをリセット

前傾姿勢は首にも負担。首には頭部につながる血管やリンパが通っているので、こると流れが滞り目元の不調を招きます。首の前後をていねいにほぐし、めぐりを改善。

＼＼ 村木式メソッドは ／／

目元の血流を根本から改善！続ければ視力が回復する人も

目のまわりの筋肉と血管は、全身とつながっています。疲れを感じている目元だけをケアしても、肩、首、頭もケアしなければ、すっきりしない状態が続きます。

村木式「目元ほぐし」は、全身のこりをほぐし、血流をよくすることで、つらい目元の疲れを根本から改善します。

私のサロンで「目元ほぐし」の施術を継続して受けられたお客さまには「視力が0・8から1・2になった」というかたもいらっしゃいます。

コロナ禍でストレスを感じたり、デスクワークがふえたりと、多くのかたが体中がこり固まっている状態です。筋肉の緊張は、体のゆがみや血行不良に、さらに目元の疲れや全身の不調につながります。

村木式なら、このこりを根本から改善していくので、目元の疲れをすぐにやわらげ、見た目もすっきりぱっちりとした印象に。習慣化することで疲れにくくなる効果もあります。

理由
01

目につながる
首から上のこりを
深部からほぐす

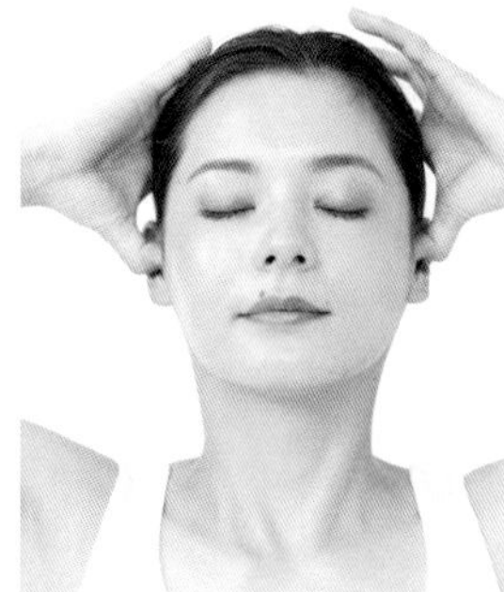

頭や顔へつながる血管とリンパが通る耳や首をほぐします。村木式の手技で筋肉の弾力を戻すことで、流れが格段にスムーズに。

理由
02

体の悪いクセをリセットし、
目元を
疲れにくくする

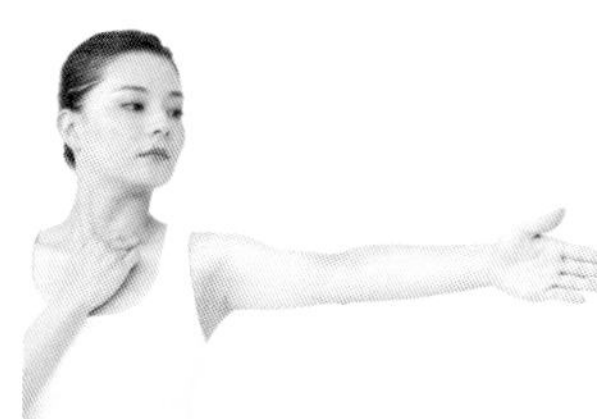

筋肉の偏った使い方によるゆがみが目元の疲れのもと。ゆがみをリセットする村木式なら目元に疲れがたまりにくくなります。

理由
03

目を守りながら、
目の奥から
イキイキする

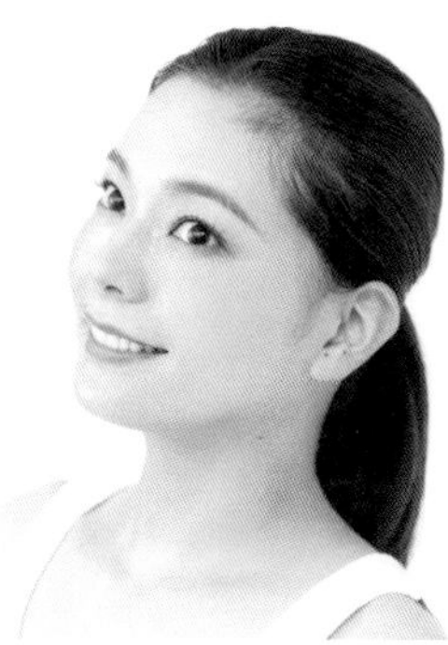

村木式なら眼球にはふれずに目の奥の疲れにアプローチ可能。頑固なこりや痛みがやわらぎ、ぱっちり目元に。気分もスッキリ。

村木式『目元ほぐし』

基本の手技

道具はいっさい使わずに手だけで行います。力が弱いかたでも圧をかけやすい、手の形を覚えてください。

カギ

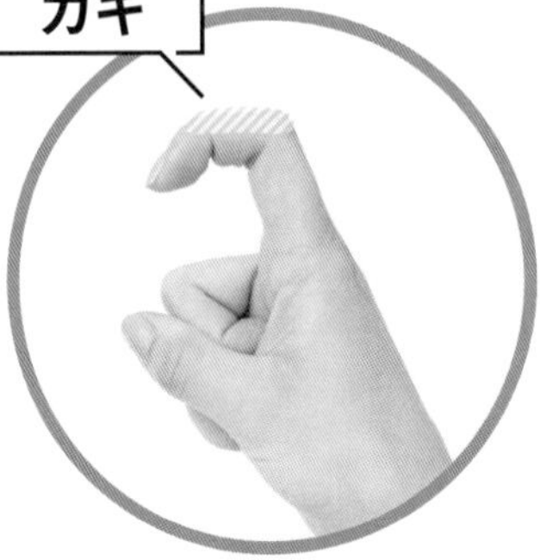

人さし指を曲げ、第一関節と第二関節の間の平らな面を使って、圧をかけます。筋肉を面でとらえるので、深部までほぐせます。

つかみ

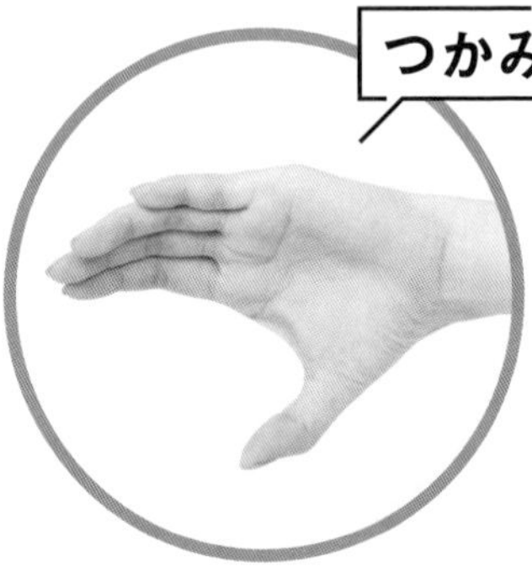

頭や首をやさしく、でもしっかりとホールドしたいときに。親指以外の4指をそろえるのが基本ですが、間隔をあける場合も。

Check !

呼吸を止めないこと

ほぐすことに集中すると、力んでしまい、ほかの部位が緊張します。深呼吸をしながら、リラックスして行いましょう。

姿勢よく行うこと

体のゆがみは、めぐりが悪くなるもと。体の力を抜き、正しい姿勢を意識してください。鏡で確認するのもいいですね。

こぶし

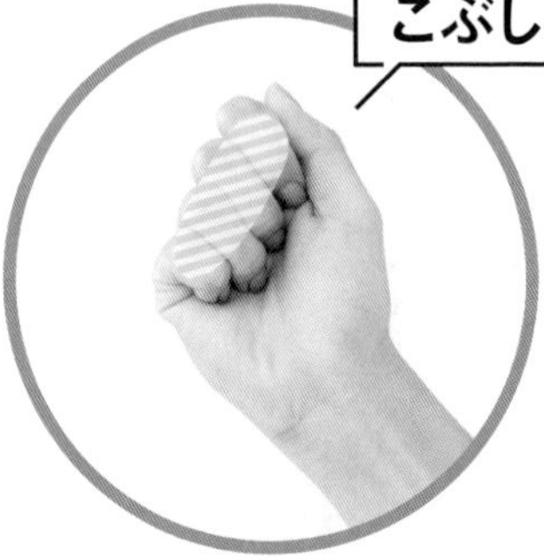

手を握り、親指以外の4指の面を使いさすり上げます。おでこや頭部など面積が広い部位のマッサージに便利。

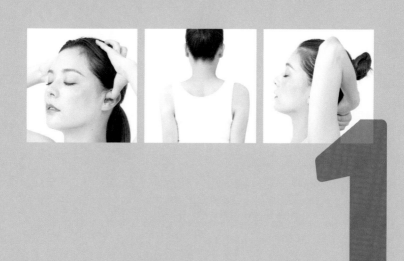

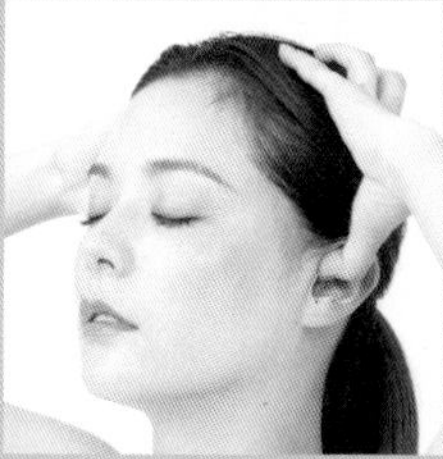
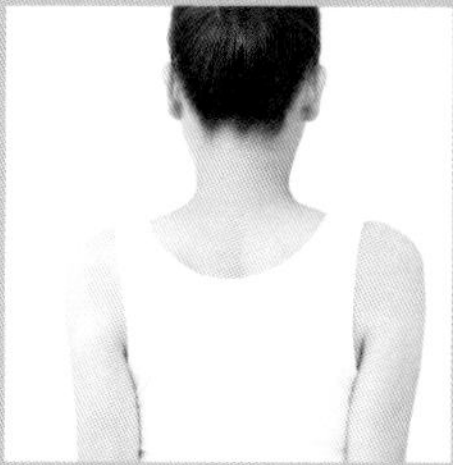
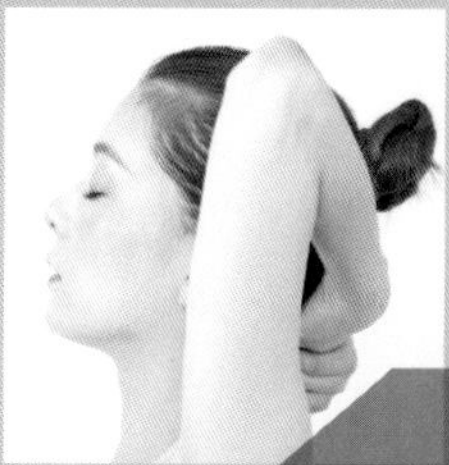

1

奇跡の目元ほぐし | PART 1

目元の疲れは
耳・腕・首ほぐしで
解消

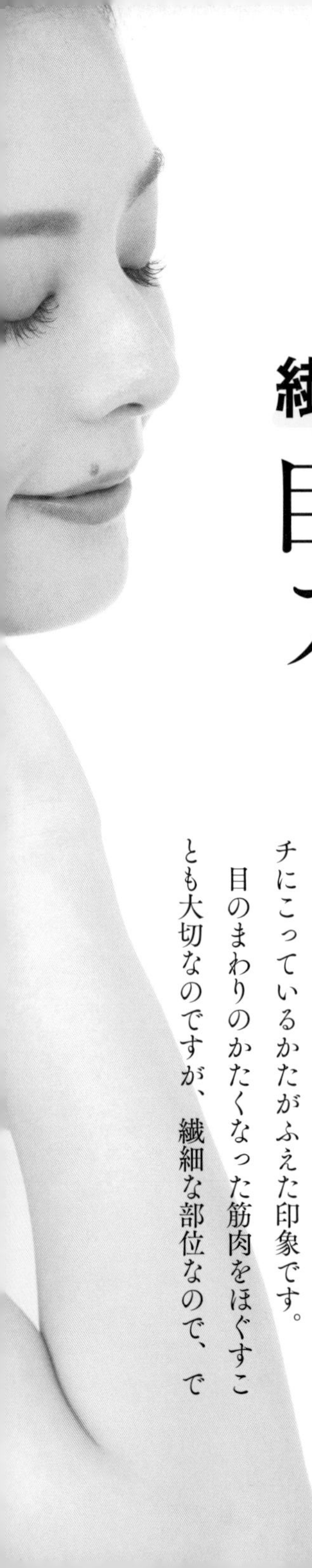

PART 1

皮膚が薄く繊細な目元だから目以外からのアプローチで疲労を緩和

パソコンやスマートフォンなど、一点を集中して見ることがふえた現代人は、目のまわりの筋肉が収縮してかたくなっています。筋肉の弾力がなくなれば血流も悪くなり、目の疲れがさらに増してしまうのです。

　これに追い打ちをかけたのが、コロナ禍。自宅でパソコンや動画を見る機会がふえたことに加え、ストレスを感じる場面が多いために交感神経優位になり、目元の筋肉が常に緊張した状態に。私のサロンのお客さまにも、目元から頭、首、肩、背中……全身がガチガチにこっているかたがふえた印象です。

　目のまわりのかたくなった筋肉をほぐすことも大切なのですが、繊細な部位なので、で

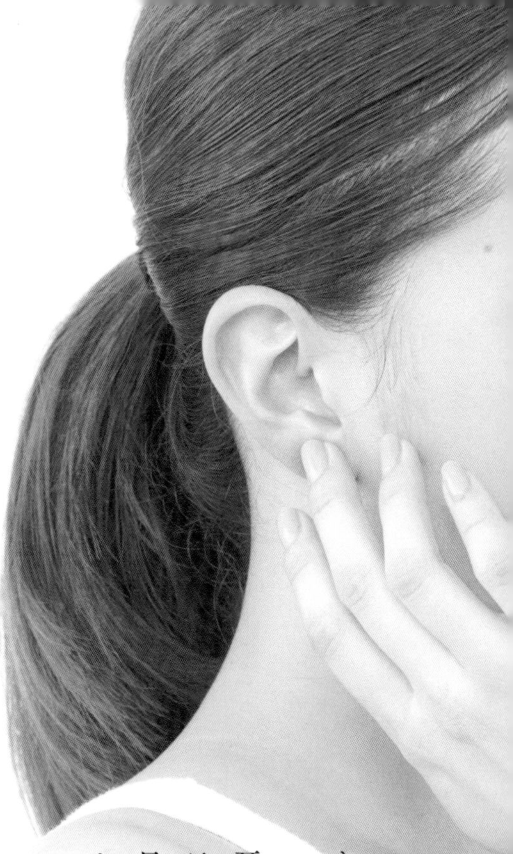

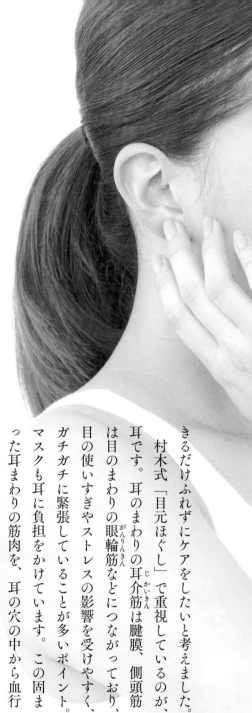

きるだけふれずにケアをしたいと考えました。
村木式「目元ほぐし」で重視しているのが、耳です。耳のまわりの耳介筋《じかいきん》は腱膜、側頭筋は目のまわりの眼輪筋《がんりんきん》などにつながっており、目の使いすぎやストレスの影響を受けやすく、ガチガチに緊張していることが多いポイント。マスクも耳に負担をかけています。この固まった耳まわりの筋肉を、耳の穴の中から血行促進することで、ほぐしていきます。
サロンでは目元の疲れを解消するために、まず腕のねじれや首の前後のこりをほぐしていきます。サロンで行っている腕、首ほぐしのメソッドも、ご自身でやっていただけるようにアレンジしました。ぜひ試してください。

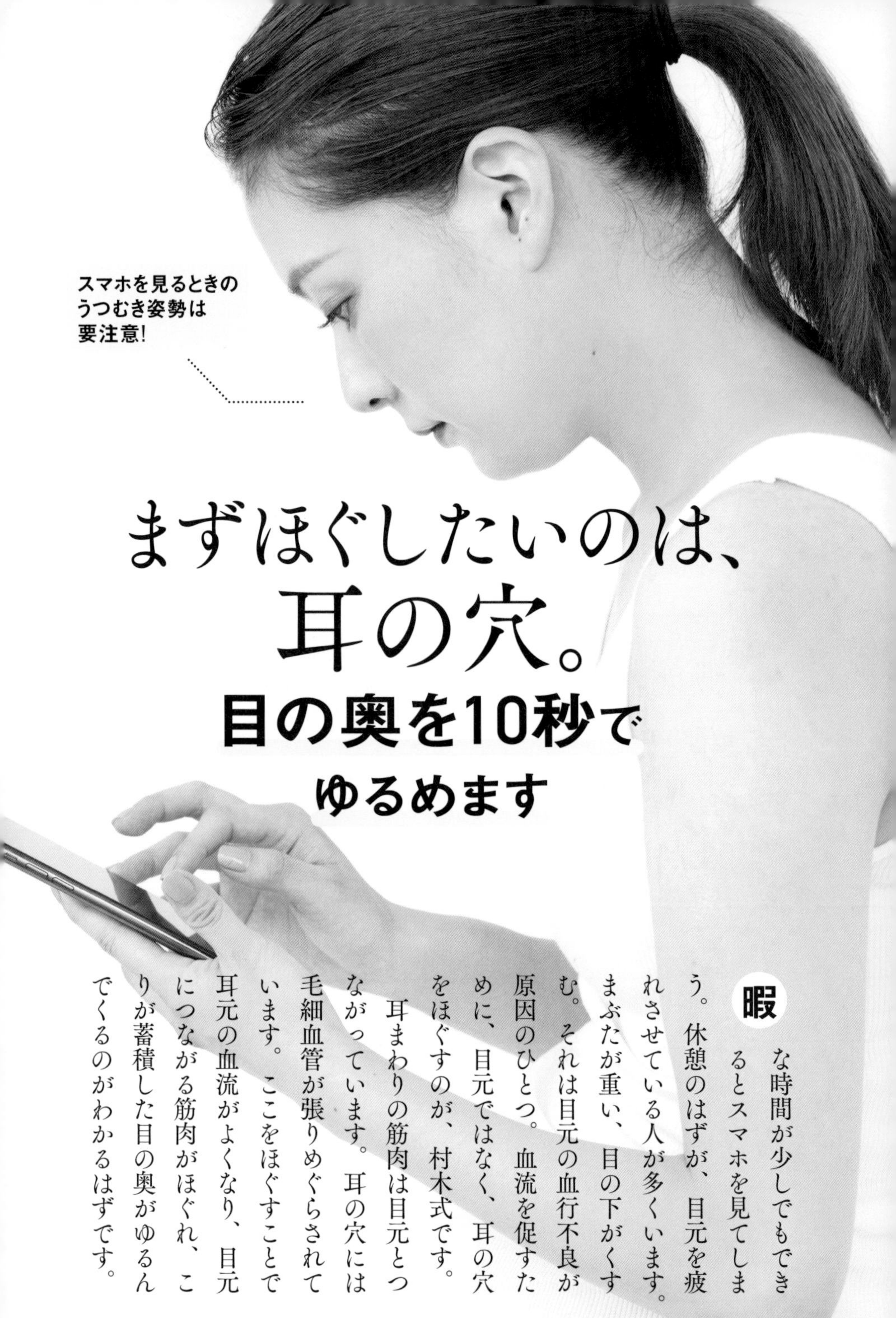

スマホを見るときの
うつむき姿勢は
要注意!

まずほぐしたいのは、耳の穴。

目の奥を10秒でゆるめます

暇な時間が少しでもできるとスマホを見てしまう。休憩のはずが、目元を疲れさせている人が多くいます。まぶたが重い、目の下がくすむ。それは目元の血行不良が原因のひとつ。血流を促すために、目元ではなく、耳の穴をほぐすのが、村木式です。耳まわりの筋肉は目元とつながっています。耳の穴には毛細血管が張りめぐらされています。ここをほぐすことで耳元の血流がよくなり、目元につながる筋肉がほぐれ、こりが蓄積した目の奥がゆるんでくるのがわかるはずです。

目の疲れと耳の関係とは

☑ 長時間のパソコン、スマホ使用
☑ 一点を凝視する　☑ ストレス

集中して歯をくいしばる → 側頭部がこる

下を向き、首や肩がこる → 頭もこり、血流が悪くなる

耳まわりがこる

目のまわりの筋肉もこり、血流が悪くなる

疲れやクマ、たるみにつながる

STEP 1

耳の穴ストレッチ

Point!

「耳まわりには動脈や
毛細血管が通っていて
耳を刺激することで
顔、目元へも
血液がスムーズに流れて
疲れがすっきり！」

両耳の穴に人さし指を入れてみてください。左右でかたさや大きさが違うことに気づきませんか？ 体のゆがみなどで耳の血流やリンパが滞り、耳の中がこったり、むくんでいるからです。

耳のそばには脳へ血液を送る太い血管が通っていて、耳の穴の表面にはたくさんの毛細血管が通っています。耳の穴の中をほぐすことで、頭や顔、目元へのめぐりにダイレクトにアプローチでき、疲れだけでなく、目元のたるみやくすみも改善されます。

耳の穴周辺の血管と筋肉

耳介筋は前、後ろ、上と3つあり、頭の腱膜を介し目元の筋肉につながっています。耳の近くには頭と顔へ血液を送る重要な血管があり、耳の穴には毛細血管が張りめぐらされています。耳まわりにはリンパ節も集中。

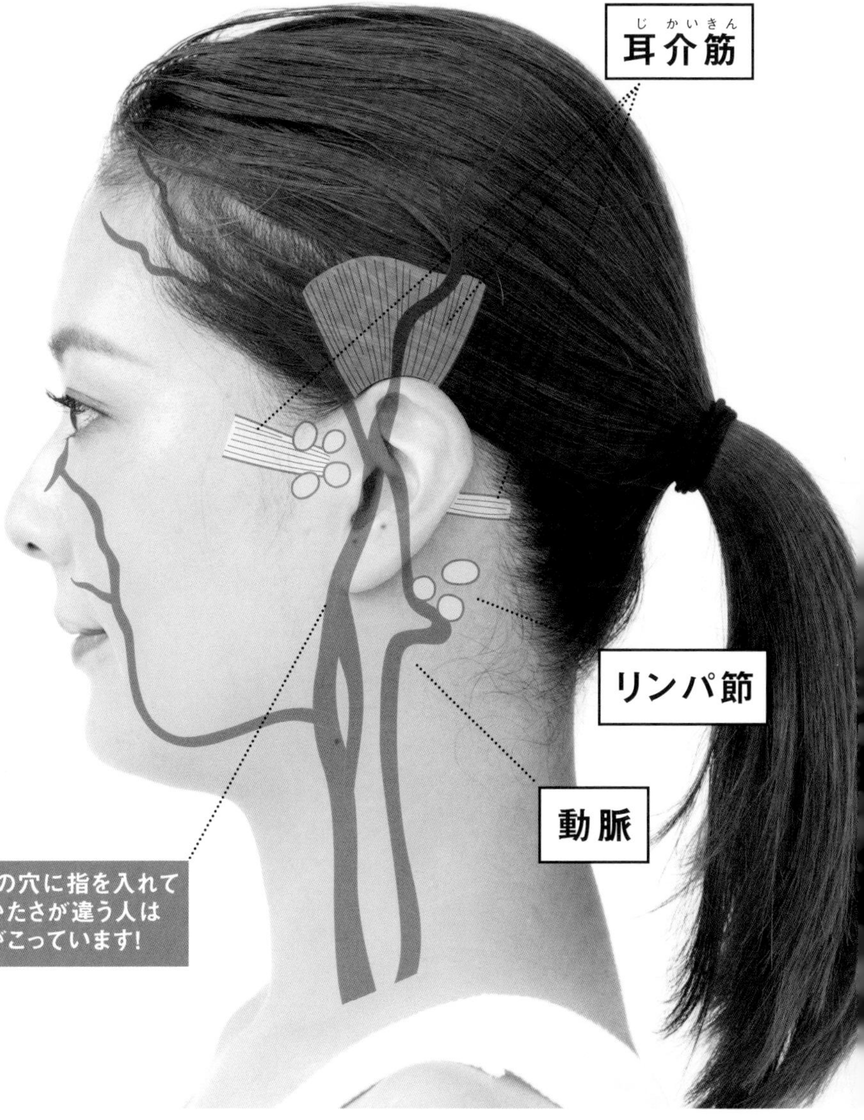

Check!

左右の耳の穴に指を入れて大きさやかたさが違う人は耳まわりがこっています!

STEP 1

耳の穴ストレッチ

動画でほぐす!

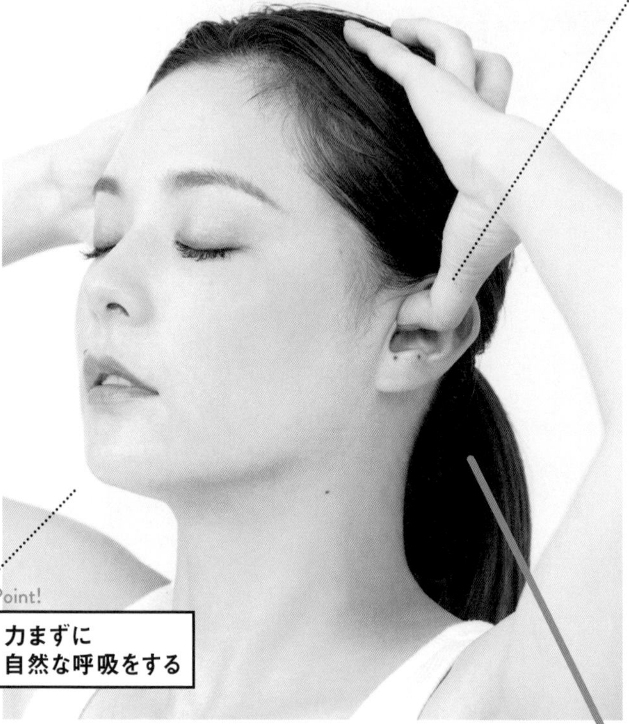
Point!
豆腐をくずすくらいの
ソフトな力かげんで
Point!
力まずに
自然な呼吸をする

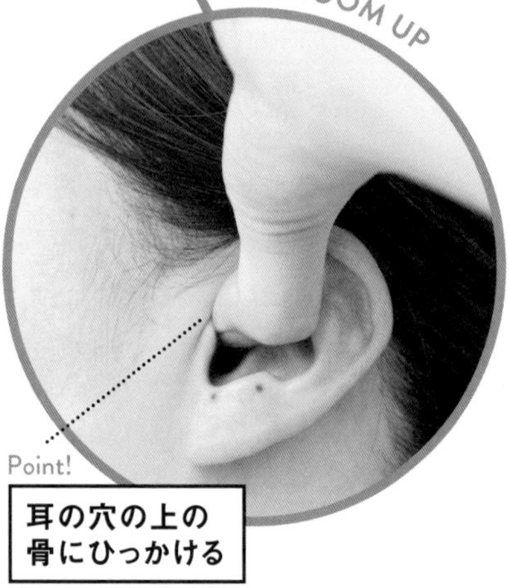
ZOOM UP
Point!
耳の穴の上の
骨にひっかける

1 親指を耳の中に入れ、耳の穴を広げるように引き上げる

耳の穴に親指を引っかけるように入れ、残りの4指は頭を軽くつかむ。息を吐きながら親指を引き上げ、耳の穴を上（左ページ①）に広げる。じんわりと10秒行う。

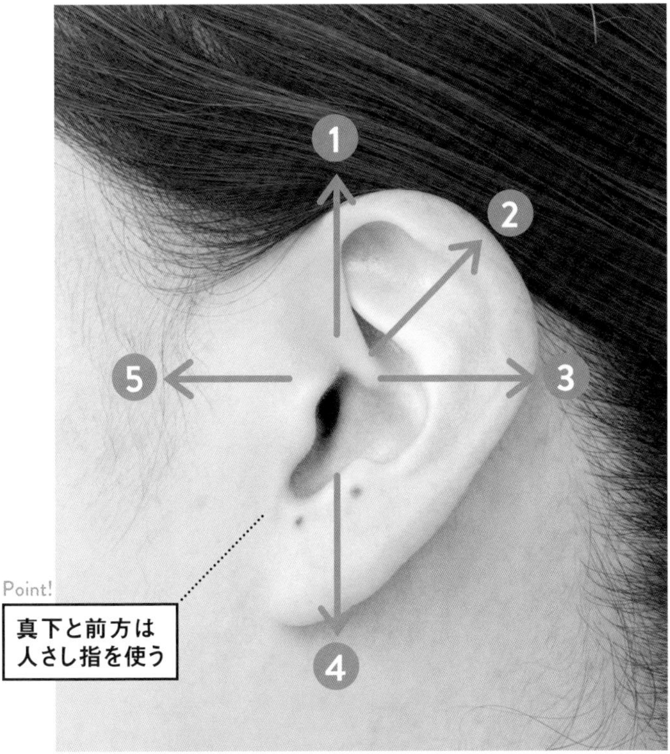
1
2
3
4
5
Point!
真下と前方は
人さし指を使う

2 全方位にストレッチをかけ、耳の穴をほぐす

同様に親指で斜め後ろ（②）、後方（③）の順で耳の穴を押し広げる。真下（④）と前方（⑤）は人さし指を使って。強く圧をかけたり、耳の奥深くまで指を入れないよう注意して。

1カ所
10秒

Point!

「デスクワークの人に多い
腕のねじれ。

肩がこりやすく、目元の緊張につながります」

STEP 2

腕ねじれリセット

パソコンで長時間仕事をしたり、スマホに夢中になると背中が丸まり、肩が内側に入る姿勢になりがちです。炊事など日常生活の中でも、前傾姿勢になる場面が多くあります。年齢とともにこうした傾向は強まります。

肩が内側に入ると、腕をねじれたポジションで使うことになります。すると肩甲骨まわりにある僧帽筋《そうぼうきん》などの筋肉が前に引っぱられて緊張状態に。頭部ともつながる筋肉なので目の疲れも助長します。

腕のねじれをリセットし、目元へのめぐりを改善して。

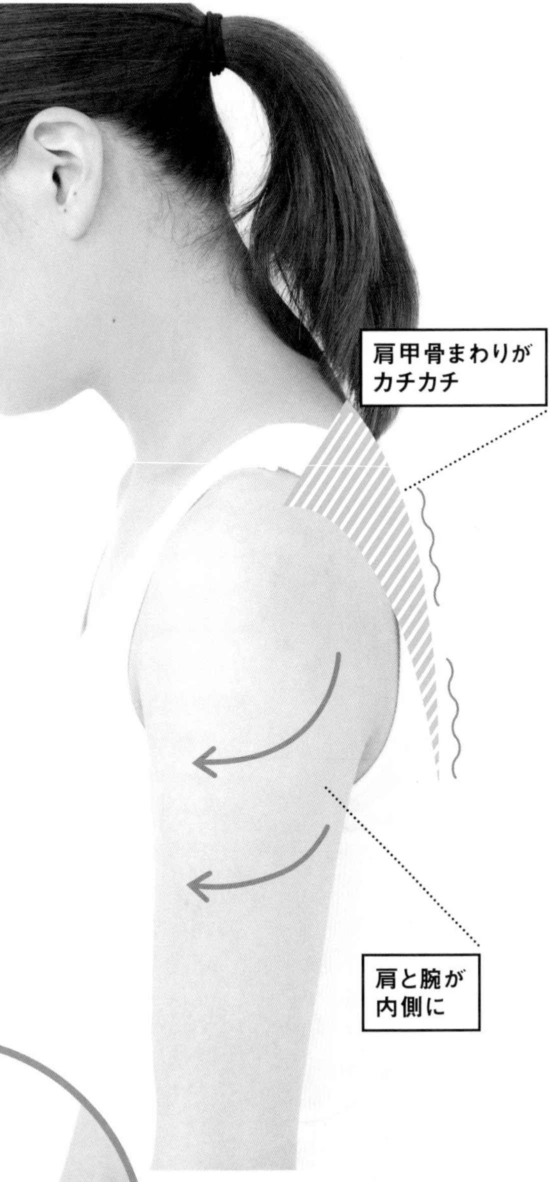
前傾姿勢に
肩甲骨まわりが
カチカチ
肩と腕が
内側に

腕のねじれと目の疲れの関係

肩が内側に入り、腕がねじれると、背中の筋肉・僧帽筋が引っぱられ、カチコチに。全身の血流が悪くなり、目元へも酸素や栄養がスムーズに運ばれなくなって疲れにつながります。

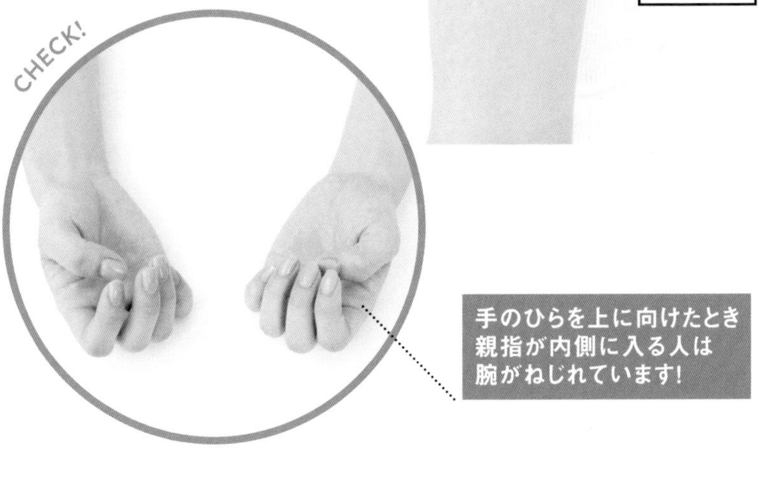
CHECK!
手のひらを上に向けたとき
親指が内側に入る人は
腕がねじれています!

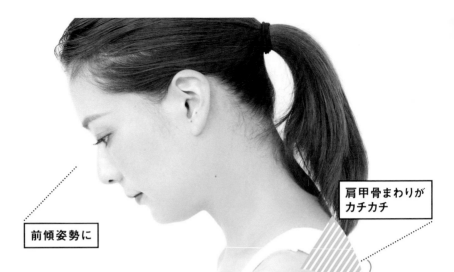

STEP 2

腕ねじれリセット

動画でほぐす!

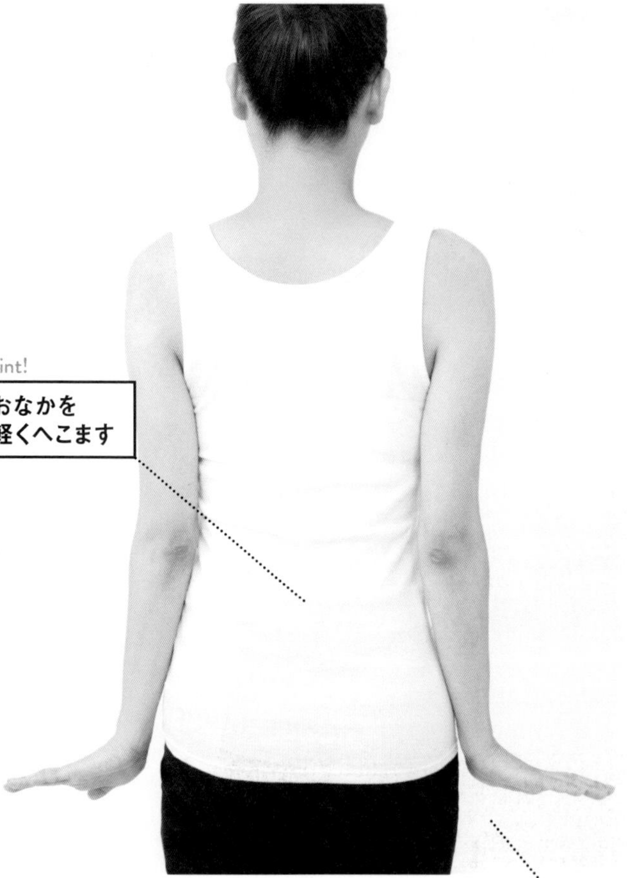

Point!
おなかを
軽くへこます

Point!
手首を直角に
曲げること

1 両腕をまっすぐおろし 手首を直角に曲げ 床と手を平行にする

足を肩幅に開き、まっすぐ立つ。両腕はまっすぐおろして体側につける。手のひらと床が平行になるよう、手首を直角に曲げる。背中が丸まらないよう注意して。

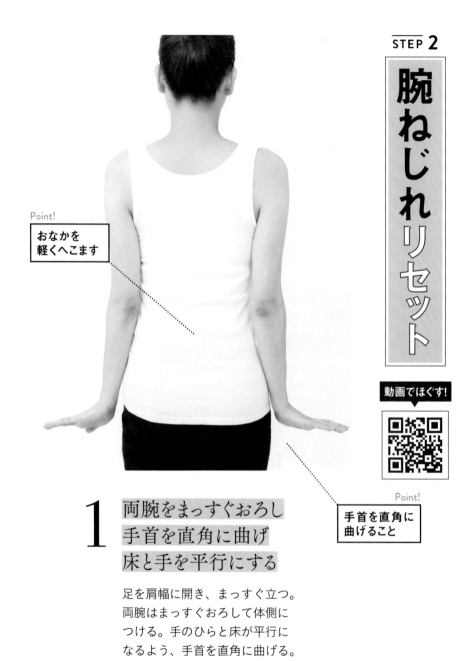

Point!

肩を開き
肩甲骨を寄せる

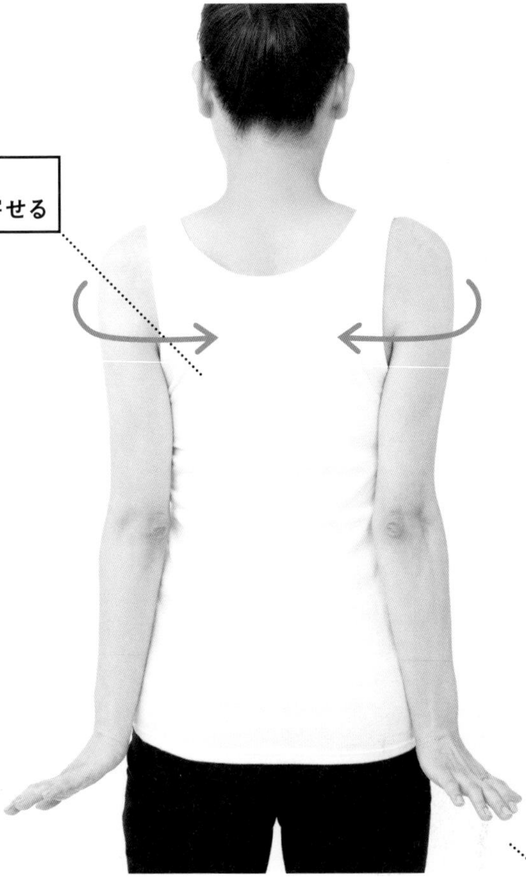

2 両腕を体側に つけたまま 肩甲骨を寄せる

Point!

手首はできるだけ
直角をキープ

わきを締め、両腕を体側につけたまま、肩を外に開いて肩甲骨を中央に寄せる。腰が反らないよう、肩と二の腕から外に開くのがコツ。手首も曲げたままに。

10秒

STEP 3

首のこりリセット

Point!

「前のめりの姿勢になりがちな現代人。首の筋肉がカチコチで頭や目元に血液が十分行き渡りません」

前傾姿勢が続くと、首の筋肉もこり固まります。首には頭に栄養と酸素を運ぶ血管や、老廃物を流すリンパ管が通っています。首がこると血液やリンパを押し流すポンプ機能が低下します。この首の詰まりが目元の疲れの原因のひとつなのです。

首は後ろだけでなく、首の前やサイドから鎖骨につながる舌骨筋群《ぜっこつきんぐん》をほぐすこともとても重要です。

首も目元同様とてもデリケートな部位。強く力を入れたり、勢いよく動かすのは避け、やさしくほぐしてください。

首の前の筋肉

前に出た首を支えようと、あご下から鎖骨までつながる胸骨舌骨筋が緊張し、かたくなっています。目元の疲れだけでなく、あごのたるみの原因にもなります。

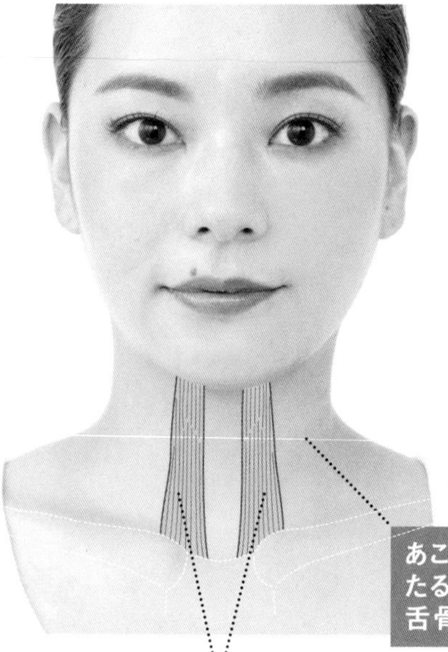
CHECK!
あごやフェイスラインがたるんでいる人は舌骨筋群がこっています
胸骨舌骨筋《きょうこつぜっこつきん》

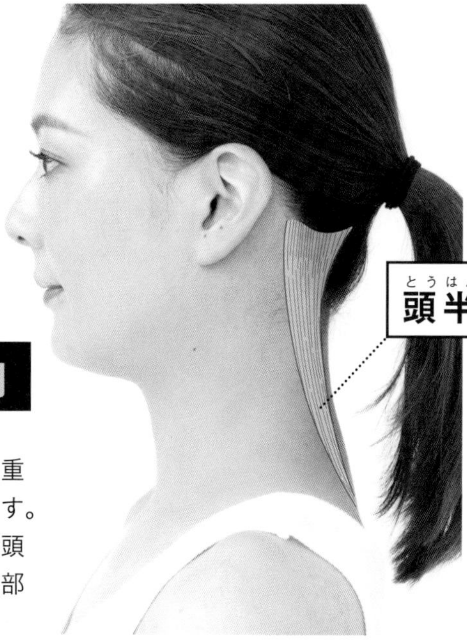
頭半棘筋《とうはんきょくきん》

首の後ろの筋肉

下を向き続けていると、頭の重みで首の後ろが引っぱられます。えり足から背中へとつながる頭半棘筋が緊張状態になり、頭部への血流が悪くなります。

STEP 3

首のこりリセット

首の前

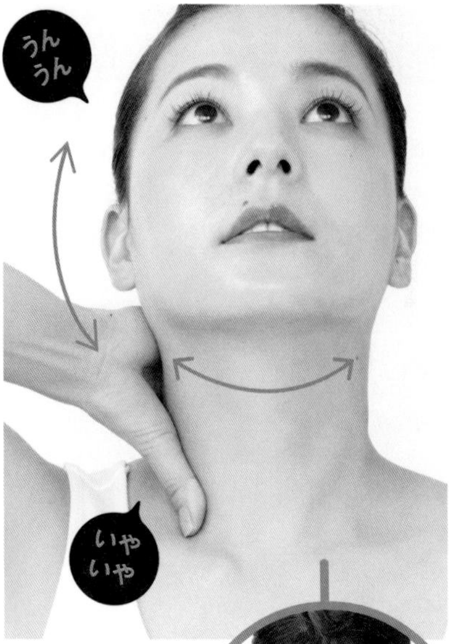

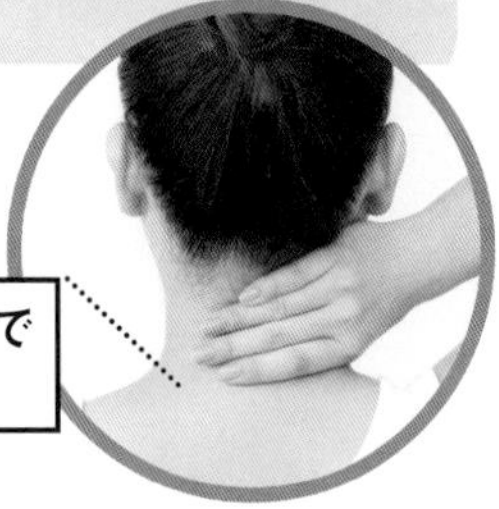

Point!

後ろは手指で支える

1

首の中央から1cm外に親指を当て横に引っぱる

親指を首の中央から1cmほど外にあるくぼみに当てる。残りの指は首の後ろにそっと当てる。あごを上げ、筋肉のひっかかりを感じたところから、小さく首を振る。

動画でほぐす!

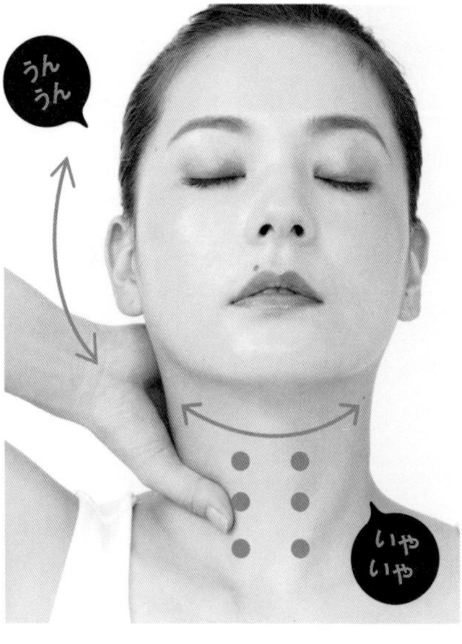

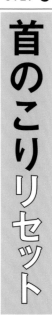

2

親指の位置を少しずつずらしこりをほぐす

親指を上にずらし、2～3カ所同様に「うんうん」「いやいや」と首を動かす。親指に力を入れすぎないこと。反対側も同じようにほぐす。

1カ所 **10秒** ×3カ所

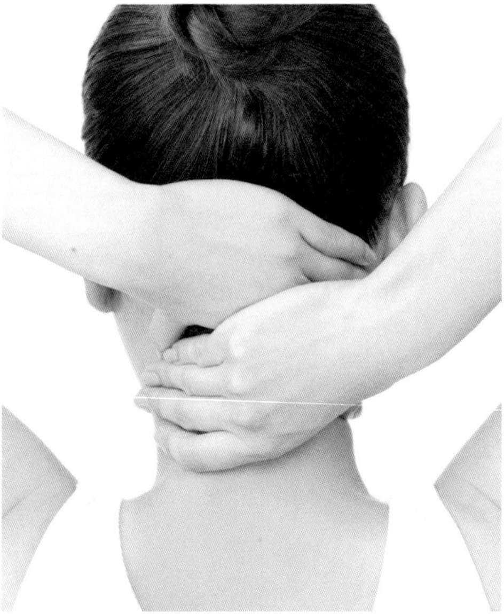

首の後ろ

1

両手を首の後ろに当てて骨をつかむ

首の骨を両手の親指と残りの4指ではさむようにつかむ。筋肉を中央に寄せるイメージで。痛いと感じれば、こっている証拠。

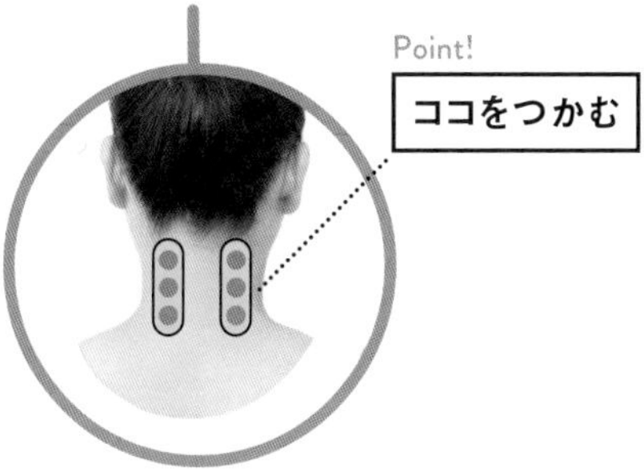

2

首をつかんだままあごを軽く上げ首を小さく振る

あごを少し上げて首を反らし、小さく「うんうん」「いやいや」と首を上下、左右にゆっくりと振る。自然な呼吸をし、力まないで。

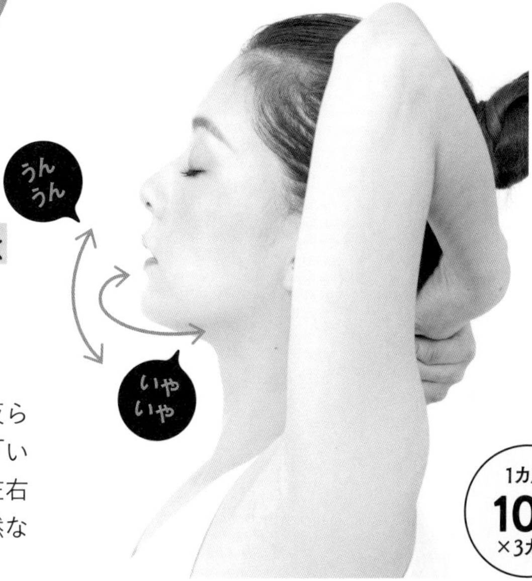

1カ所
10秒
×3カ所

村木式「目元ほぐし」を検証
1回でも目がラクになった

Case 01 | 重く下がった上まぶたがラクに開くようになった

Rさん（50歳・ライター）

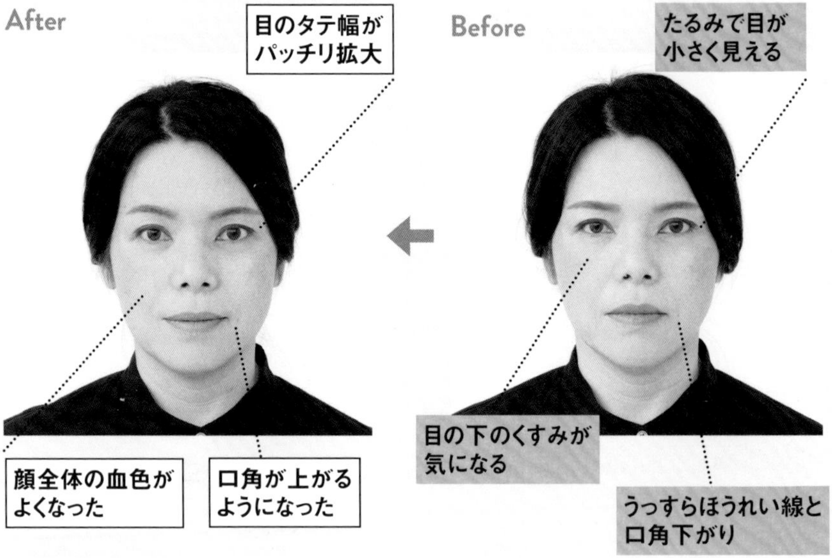

After
目のタテ幅が
パッチリ拡大
顔全体の血色が
よくなった
口角が上がる
ようになった
Before
たるみで目が
小さく見える
目の下のくすみが
気になる
うっすらほうれい線と
口角下がり

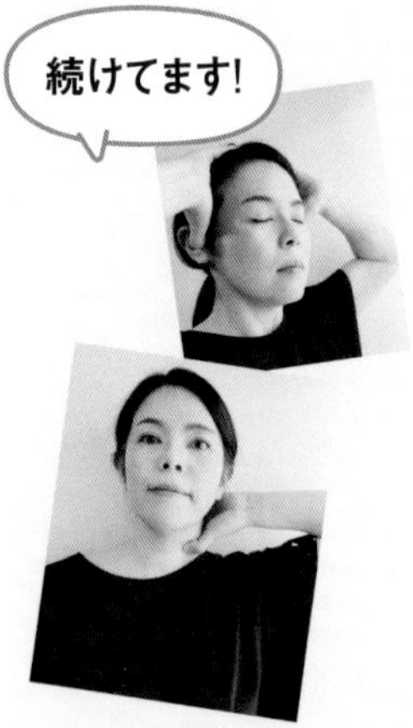

続けてます!

数年前からドライアイぎみで、近視も進んでいました。文字がぼやけて見えるのですが、目元ほぐしをすると、文字の輪郭がわかるようになって驚きです。耳の穴ストレッチ（P22）を1回するだけで、顔がポカポカして血のめぐりがよくなるのがわかります。首のこりをほぐすことで顔のこわばりがなくなり、表情がやわらかくなった気がします。

日ごろパソコンに向かう時間が長く、目を酷使している3人が「目元ほぐし」を実践。1回行っただけでも、目に見える変化がありました。2週間続けることで、つらい目元の疲れが解消されてきたという報告も。※効果には個人差があります。

Case 02 目の前がパッと明るくなり 視界が開けるような感覚に

Nさん（49歳・会社員）

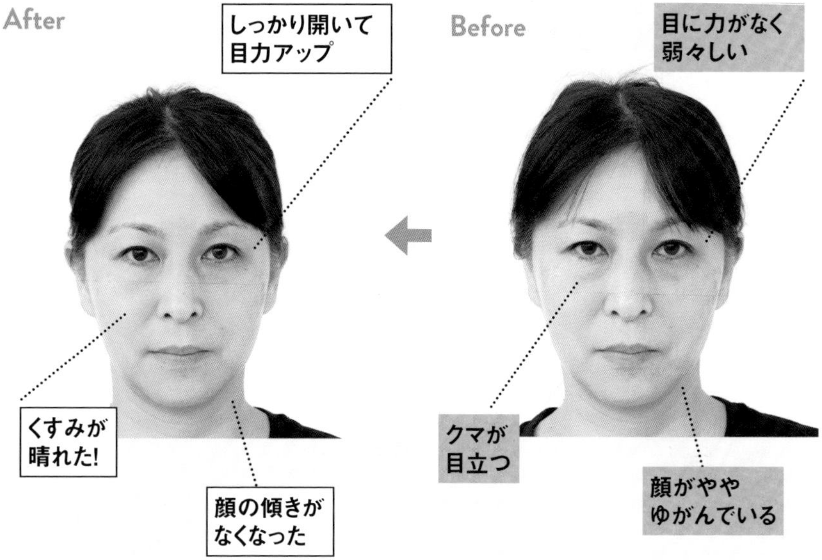
After
しっかり開いて
目力アップ
くすみが
晴れた!
顔の傾きが
なくなった
Before
目に力がなく
弱々しい
クマが
目立つ
顔がやや
ゆがんでいる

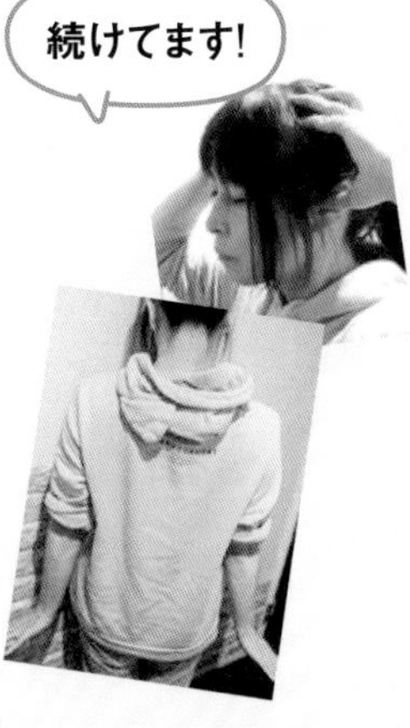
続けてます!

夕方になると目の奥が痛くなって眼球をとりかえたくなるほどでした。まぶたのゆるみもあり、目に力がなかったのが悩み。目元ほぐしをすると肩から上が温かくなり、後頭部や目の奥の痛みが軽減されていきます。上まぶたの重みや下まぶたのゆるみも、スッキリとしてきた気がします。こんなにパッチリと目が開くなんてうれしいですね。

村木式「目元ほぐし」を検証
1回でも目がラクになった

Case 03　目だけでなく頭も軽くなり呼吸もしやすくなった

Yさん（34歳・グラフィックデザイナー）

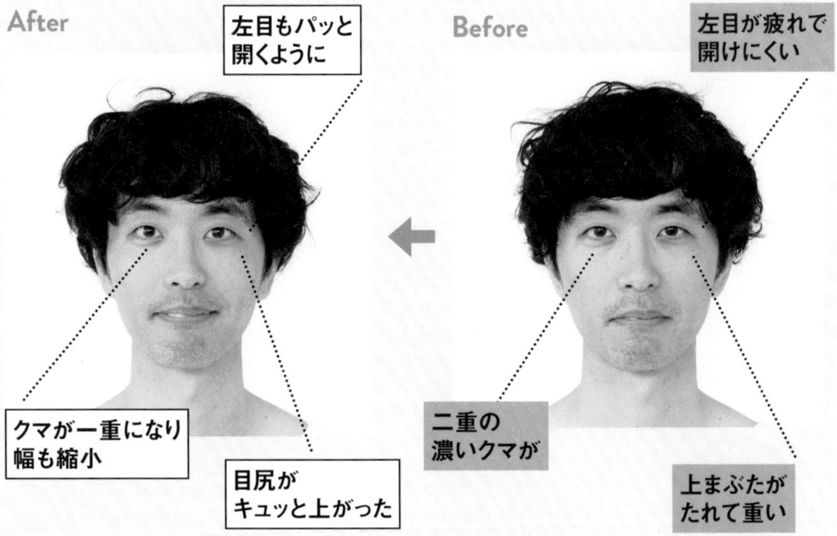
After
左目もパッと開くように
クマが一重になり幅も縮小
目尻がキュッと上がった
Before
左目が疲れで開けにくい
二重の濃いクマが
上まぶたがたれて重い

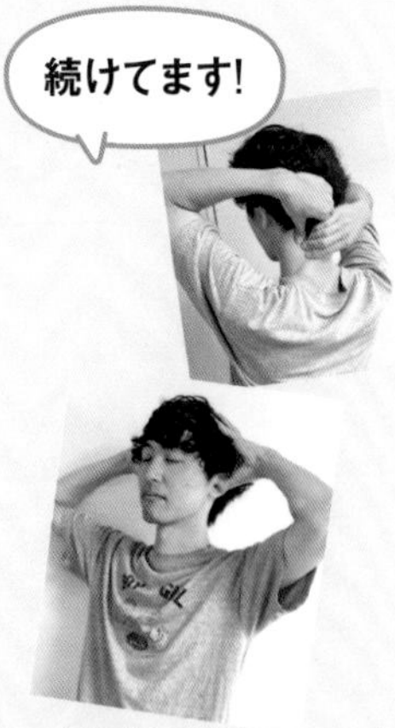
続けてます!

1日10時間もパソコンの前に座っていることがあり、まぶたや頭が重く感じ、呼吸もしにくい状態が慢性化。

耳の穴ストレッチのあとは、頭がすっきりとし、まぶたが開けやすくなります。圧迫感がなくなり、軽く感じます。

首のこりリセット（P30）をすると、ピキピキと筋肉がほぐれるような音がして、目と後頭部がすっきり、眠気もなくなります。

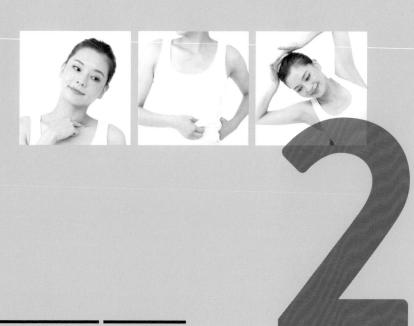

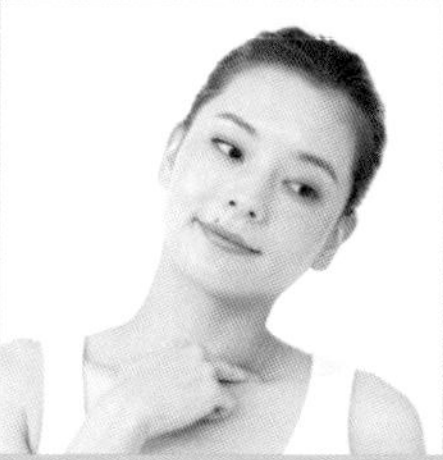
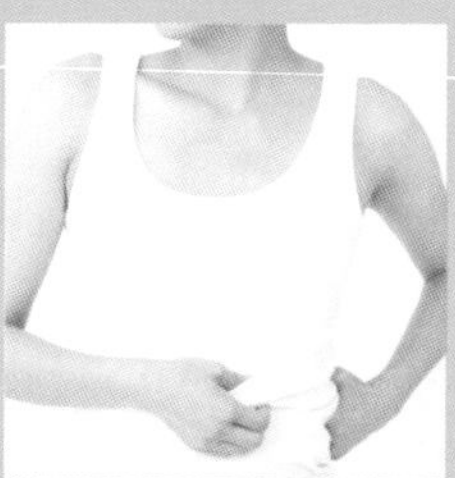
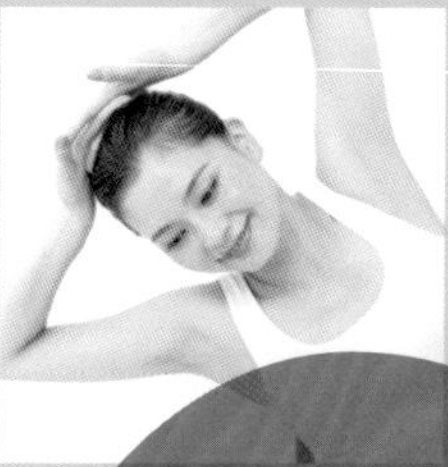

2

奇跡の目元ほぐし　PART 2

目元が疲れにくくなる体リセット

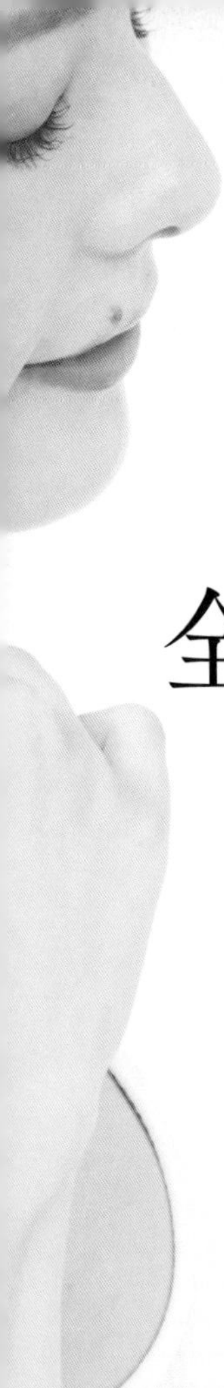

PART 2

全身のこり、ゆがみをリセットし体の土台を整えて

目元の疲れ、老け見えを改善

本来、人間の体は背筋を伸ばしたほうがラクに動ける構造になっているのですが、毎日背中を丸めて過ごしているうちに、悪い姿勢のほうがラクに感じるようになってしまいます。スマホやパソコンを長時間使うことによる前傾姿勢のほか、片足重心やほおづえなど悪いクセがしみついて、体が徐々にゆがみ、使いすぎている筋肉の緊張や、使われなくなった筋肉の衰えも進みます。目元をはじめとする全身の不調につながります。しかし慣れとは怖いもので、そのこりに気づかない人が多いのです。

特に猫背になると、肩甲骨まわりや肋骨まわりの筋肉がかたくなり、呼吸もしにくくな

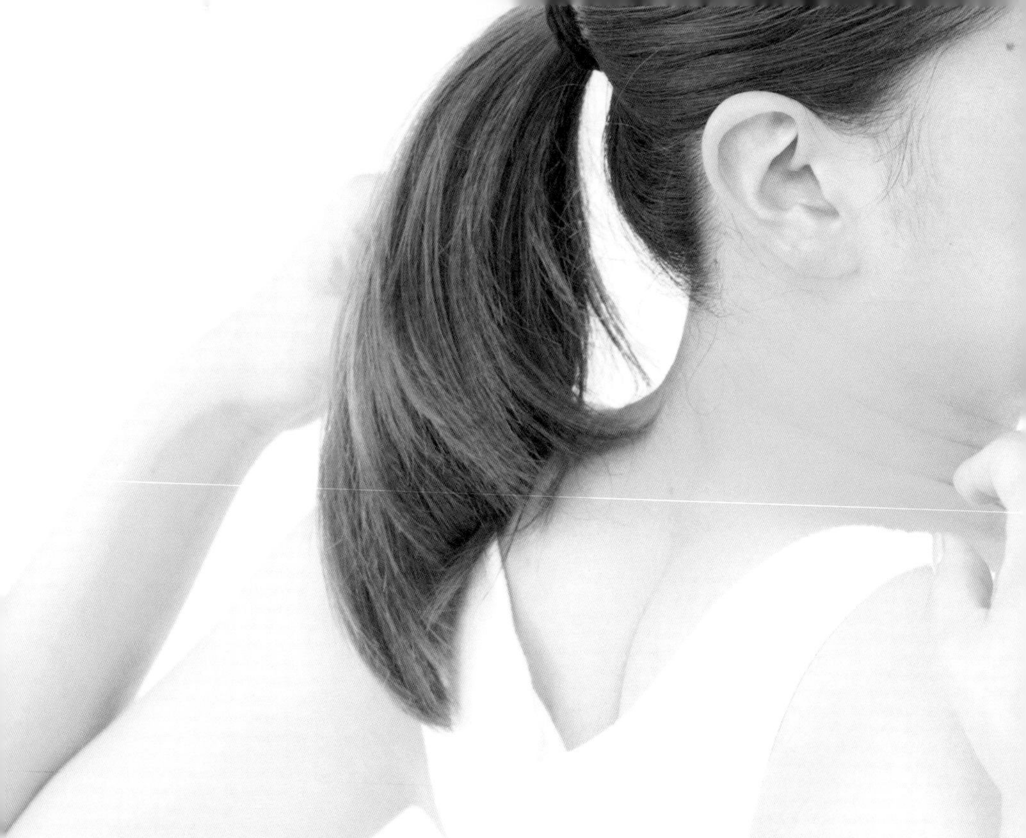

ります。目元の健康と美容に大切な酸素を十分にとり込めなくなり、さらなる衰えにつながるのです。

「目元ほぐし」の効果をより高めるためには、猫背を解消し、全身のこりやゆがみをリセットするケアを加えることをおすすめします。仕事の休憩時間や、朝起きたときに行うと、目元がシャキッとします。呼吸もしやすくなりますので、自律神経が安定してイライラや緊張も落ち着くはずです。

肩甲骨や肋骨のまわりを指でつまんでみてください。こっている部位は肉がつかみにくかったり、痛かったりします。その箇所をリセットするケアから始めてみましょう。

スマホ、パソコン、家事で内側に入った

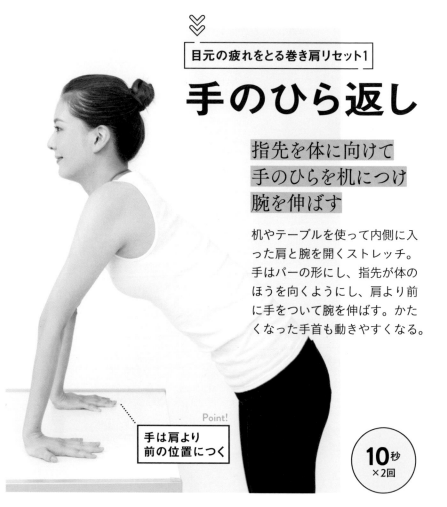

「巻き肩」をリセットし目元への血流を促す

前傾姿勢による「巻き肩」が定着すると体全体のこりの原因に。肩甲骨ごと肩が前に出ている状態と腕のねじれのリセットを。

目元の疲れをとる巻き肩リセット1

手のひら返し

指先を体に向けて手のひらを机につけ腕を伸ばす

机やテーブルを使って内側に入った肩と腕を開くストレッチ。手はパーの形にし、指先が体のほうを向くようにし、肩より前に手をついて腕を伸ばす。かたくなった手首も動きやすくなる。

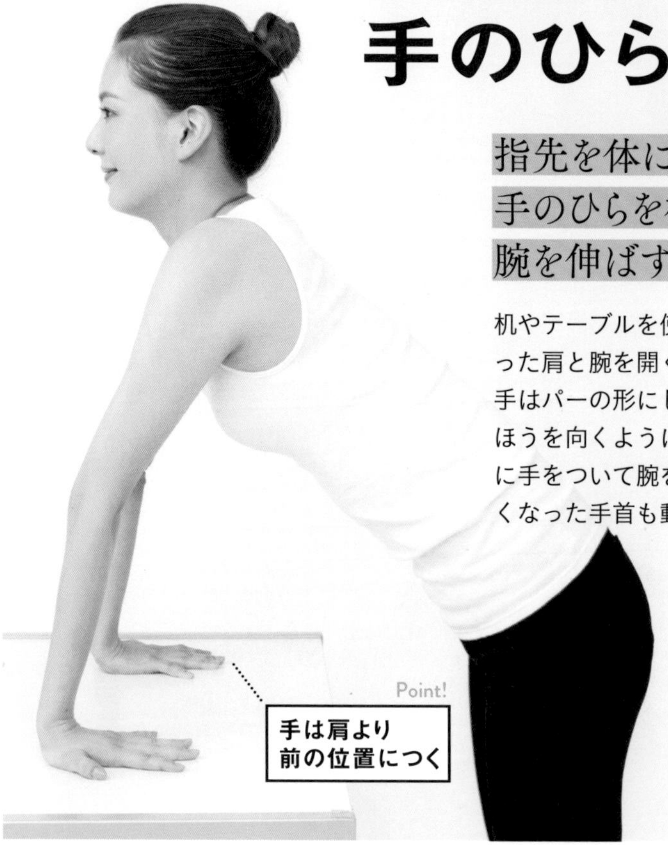
Point!
手は肩より前の位置につく

10秒
×2回

目元の疲れをとる巻き肩リセット2

腕伸ばしストレッチ

イスに浅く座り 後ろで手を組んで 座面に手をつく

後ろで組んだ手を座面にぴったりとつけ、ひじが曲がらないように腕を伸ばす。おなかが突き出ないように、ゆっくりと体を左右に動かす。息は止めずに、自然な呼吸を心がけて。

左右
20回

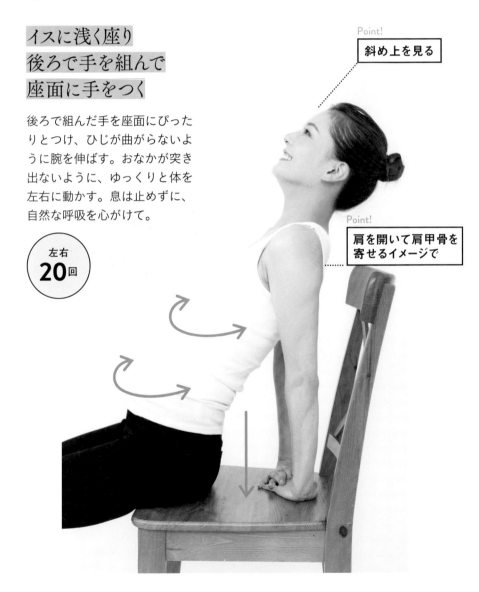

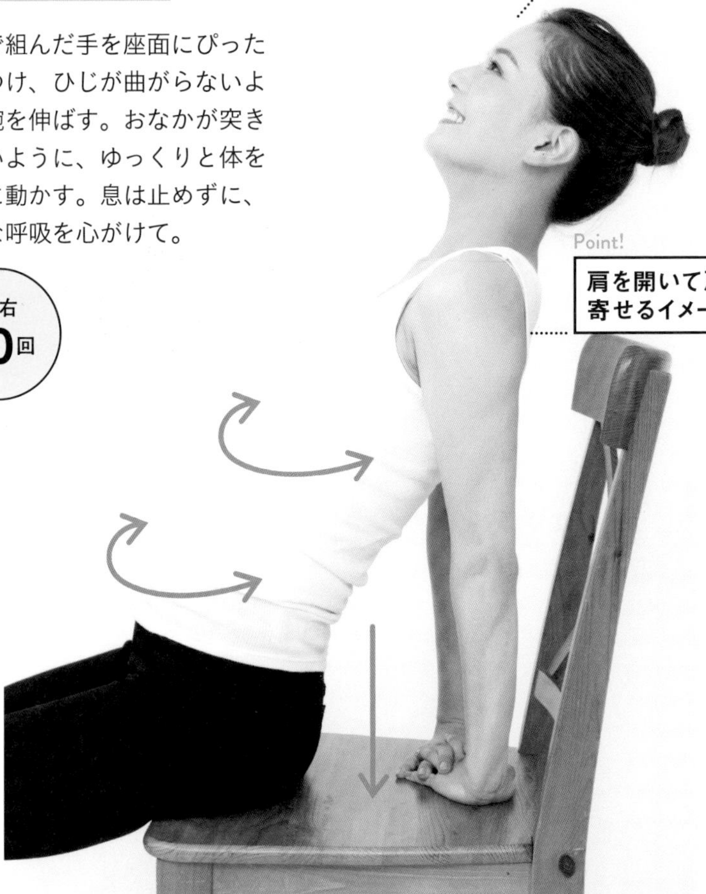
Point!
斜め上を見る
Point!
肩を開いて肩甲骨を寄せるイメージで

目元の疲れをとる巻き肩リセット3

下半身ひねり

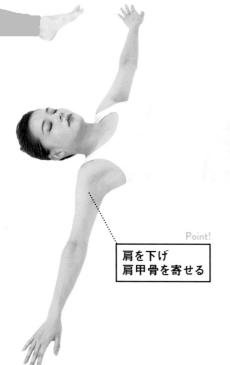

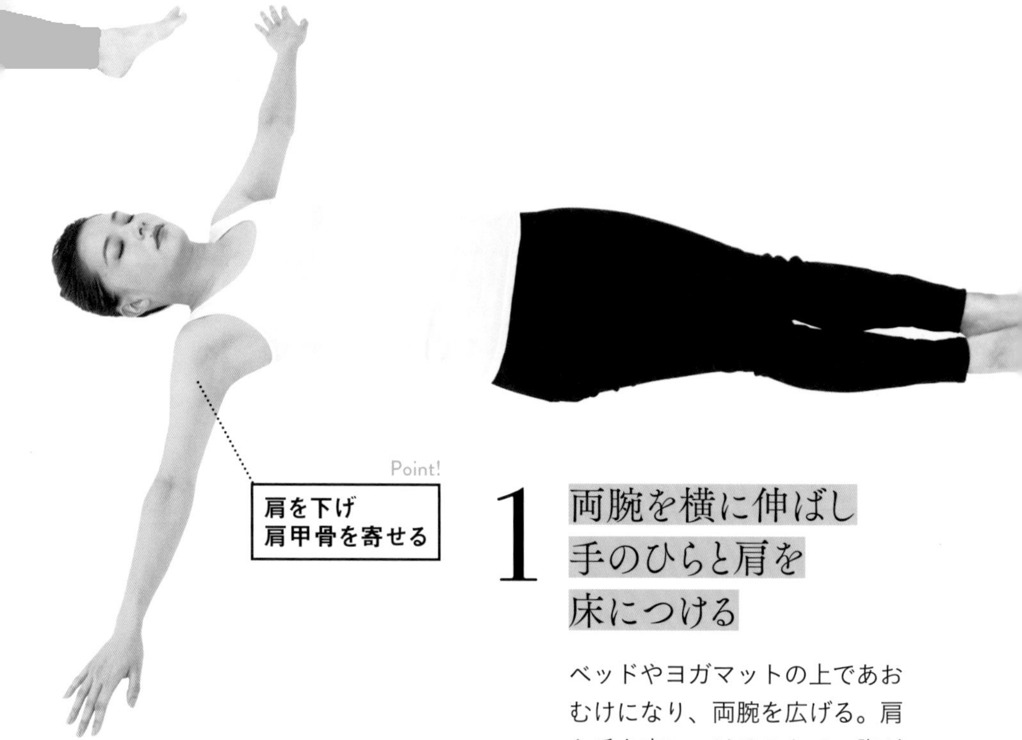

1 両腕を横に伸ばし手のひらと肩を床につける

ベッドやヨガマットの上であおむけになり、両腕を広げる。肩と手を床につけることで、胸が開き、巻き肩の改善につながる。

2

手のひらを床に つけたまま 片足を上げる

肩や手のひらが床から離れないようにしっかりとつけ、右足をまっすぐ上げる。足の裏が天井を向くように足首を曲げる。

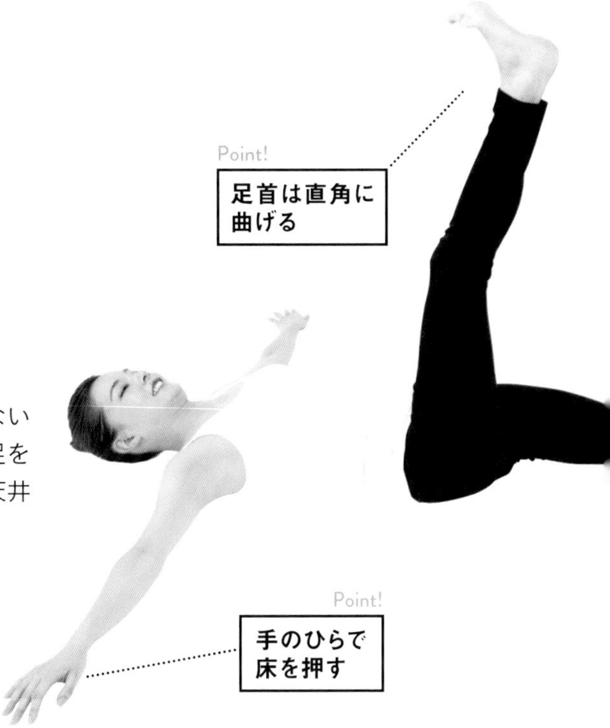
Point!
足首は直角に曲げる
Point!
手のひらで床を押す

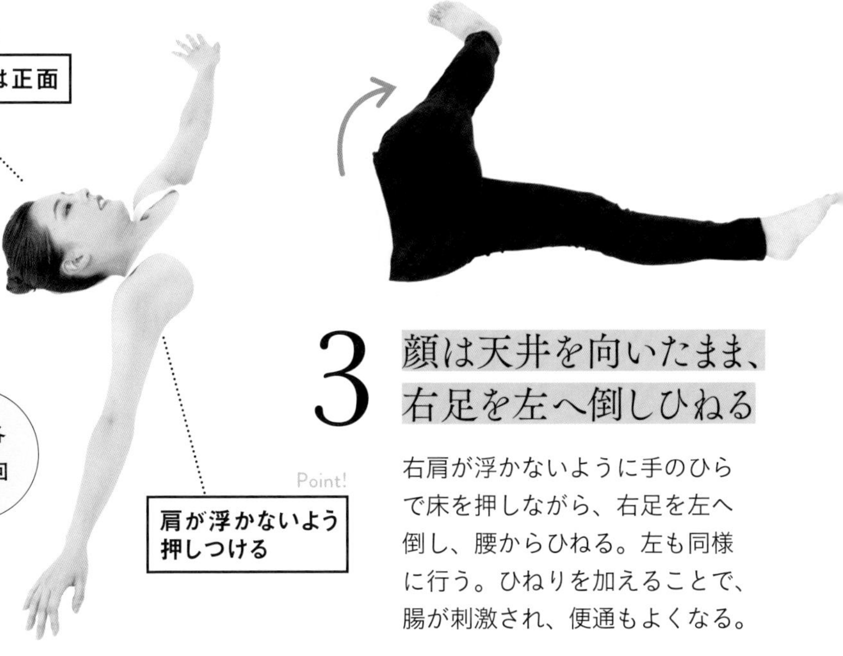
Point!
顔は正面
Point!
肩が浮かないよう押しつける

左右各
10回

3

顔は天井を向いたまま、右足を左へ倒しひねる

右肩が浮かないように手のひらで床を押しながら、右足を左へ倒し、腰からひねる。左も同様に行う。ひねりを加えることで、腸が刺激され、便通もよくなる。

猫背の人にありがちな

「カチカチ肩甲骨」をリセットし目の疲れだけでなく肩こりも緩和

肩甲骨まわりの僧帽筋や菱形筋《りょうけいきん》をほぐします。腕を回すだけなのに、背中がゆるみ顔がぽっと温かくなるのを感じるはず。

目元の疲れをとる肩甲骨リセット1

肩甲骨&肋骨回し

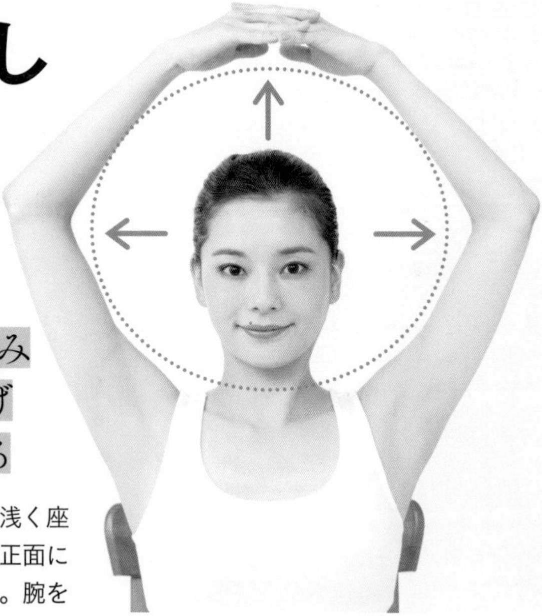

1

頭の上で手を組み ひじを曲げて広げ 腕で「丸」をつくる

肩幅に足を開き、イスに浅く座る。背筋を伸ばして顔を正面に向け、頭の上で手を組む。腕を外側へ丸をつくるように広げる。

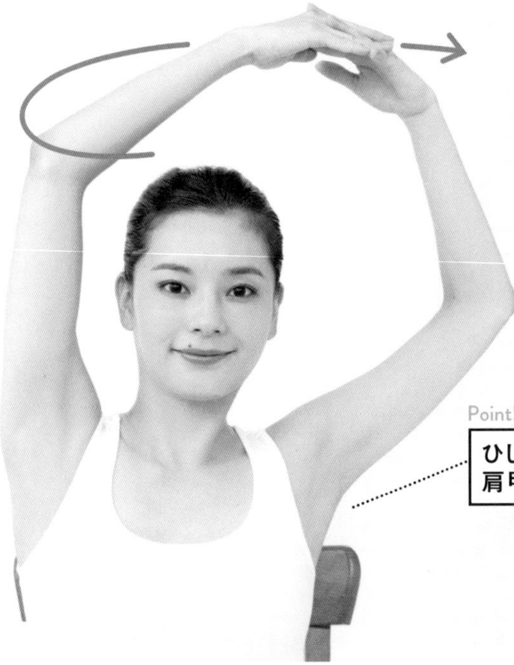

Point!

ひじ上だけではなく、肩甲骨から回す

8秒×左右 各3回

2

肩甲骨から動かし 頭上でゆっくり 回転させる

顔は正面を向いたまま、肩甲骨から腕を動かし、8秒かけて1回転する。3回転したら、逆回りで同様に行う。自然な呼吸を心がけ、力まないこと。

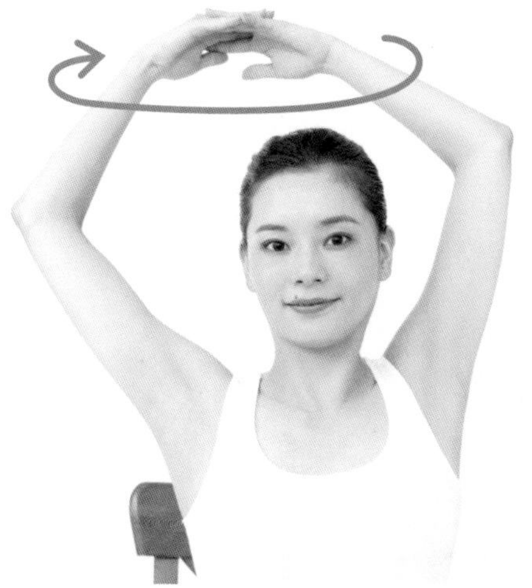

3

組んだ手のひらを天井に向け腕で「丸」をつくる

次に頭の上で組んだ手を裏返し、手のひらを天井に向ける。腕を広げて丸をつくる。背筋を伸ばし、足をしっかり床につける。

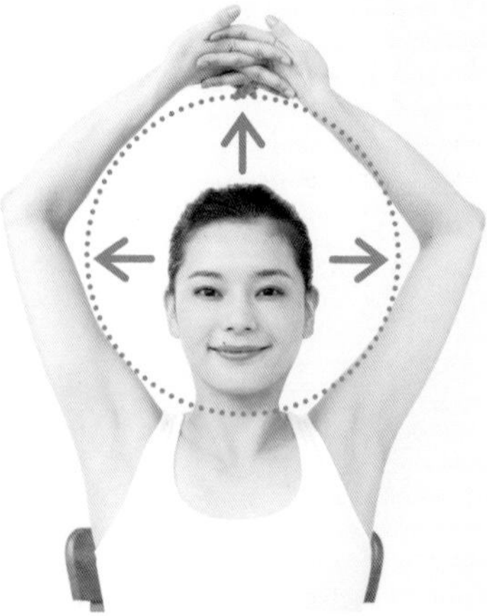

Point!

猫背にならないよう背筋は伸ばす

8秒×左右各**3**回

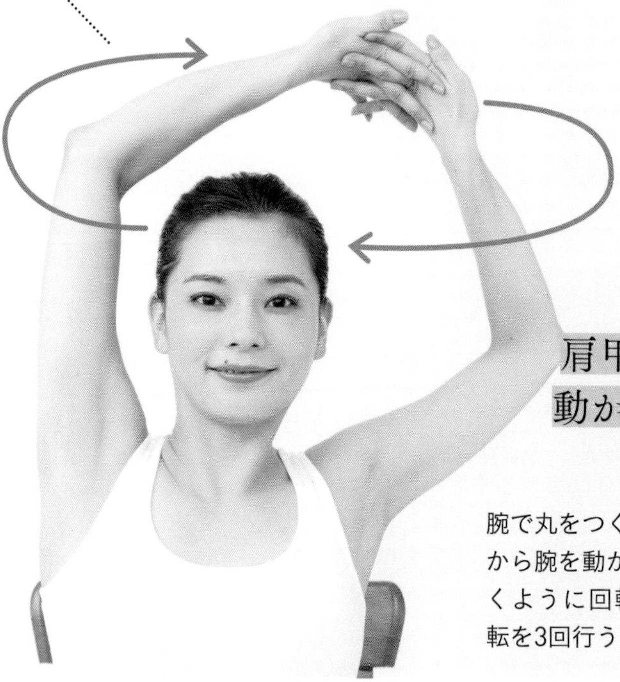

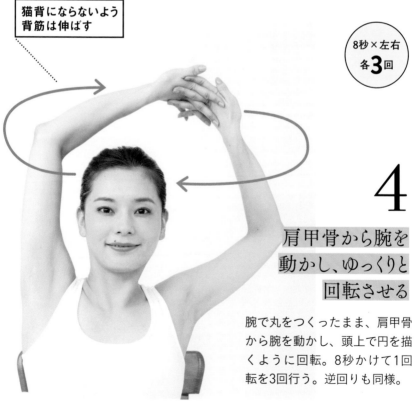

4

肩甲骨から腕を動かし、ゆっくりと回転させる

腕で丸をつくったまま、肩甲骨から腕を動かし、頭上で円を描くように回転。8秒かけて1回転を3回行う。逆回りも同様。

Point!

**腰は動かさずに
肋骨から回す**

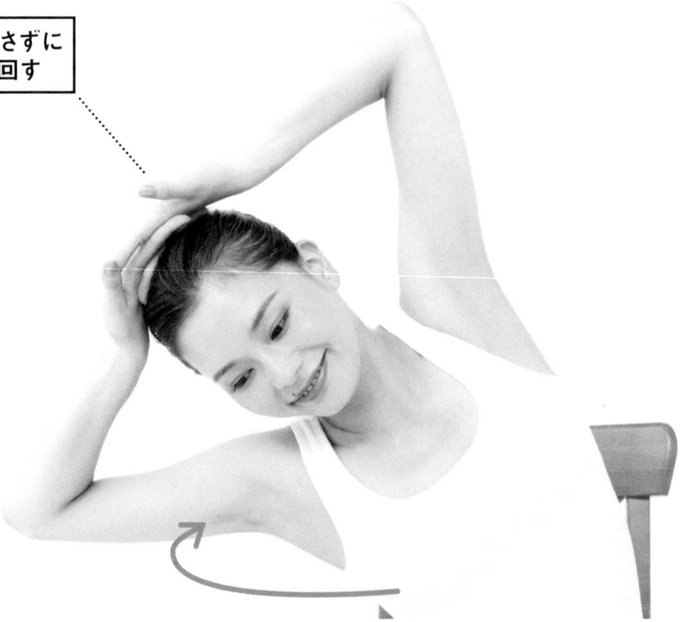

5

組んだ手の甲を頭につけ肋骨から回転

手のひらを返した状態で頭につけ、肋骨から上半身を大きく回す。肋間筋《ろっかんきん》がほぐれ、呼吸がしやすくなる。自然な呼吸をしながら8秒かけて1回転する。

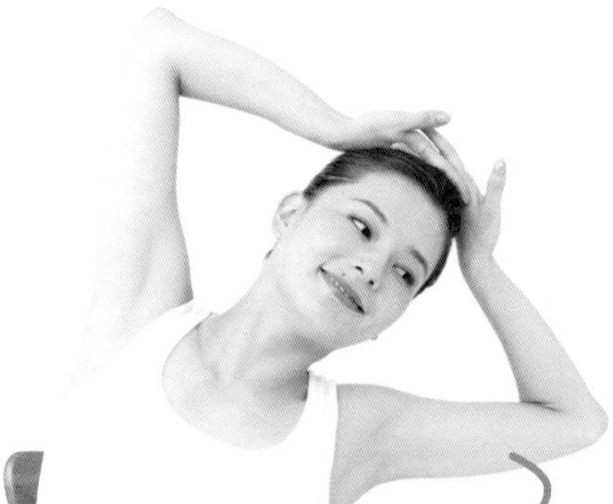

**8秒×左右
各3回**

目元の疲れをとる肩甲骨リセット2

胸椎回旋

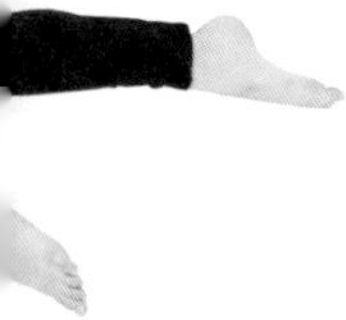

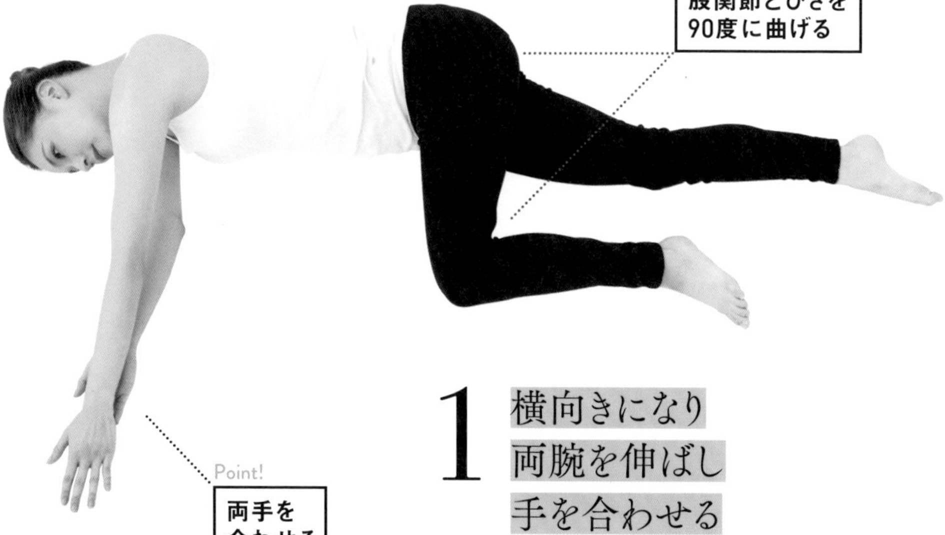
Point!
股関節とひざを
90度に曲げる
Point!
両手を
合わせる

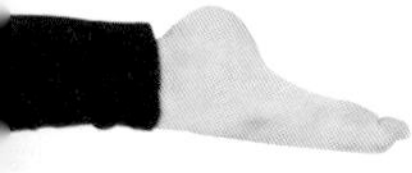

1 横向きになり 両腕を伸ばし 手を合わせる

ヨガマットなどの上で横向きに寝る。床につく側の足を伸ばし、逆側はひざを直角に曲げる。両腕はまっすぐ伸ばし、手のひらを合わせる。

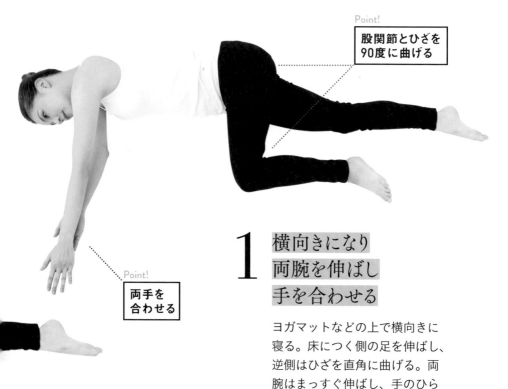

2 上の腕を肩甲骨から手のひら分スライドする

下の腕は動かさず、上の腕を肩甲骨から動かし、スライドさせる。ひじを曲げずに伸ばしたまま行うこと。

Point!

肩甲骨から動かす

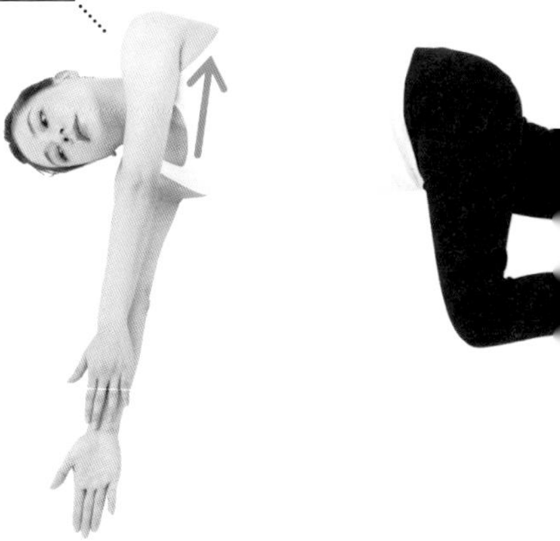

3 上の腕を頭のほうに上げ、半円を描くように回旋

下の腕の肩が床から浮かないようにし、上の腕を肩甲骨から回旋させる。指先を遠くに伸ばすイメージで大きく腕を回す。

Point!

肩甲骨から動かし胸を開く

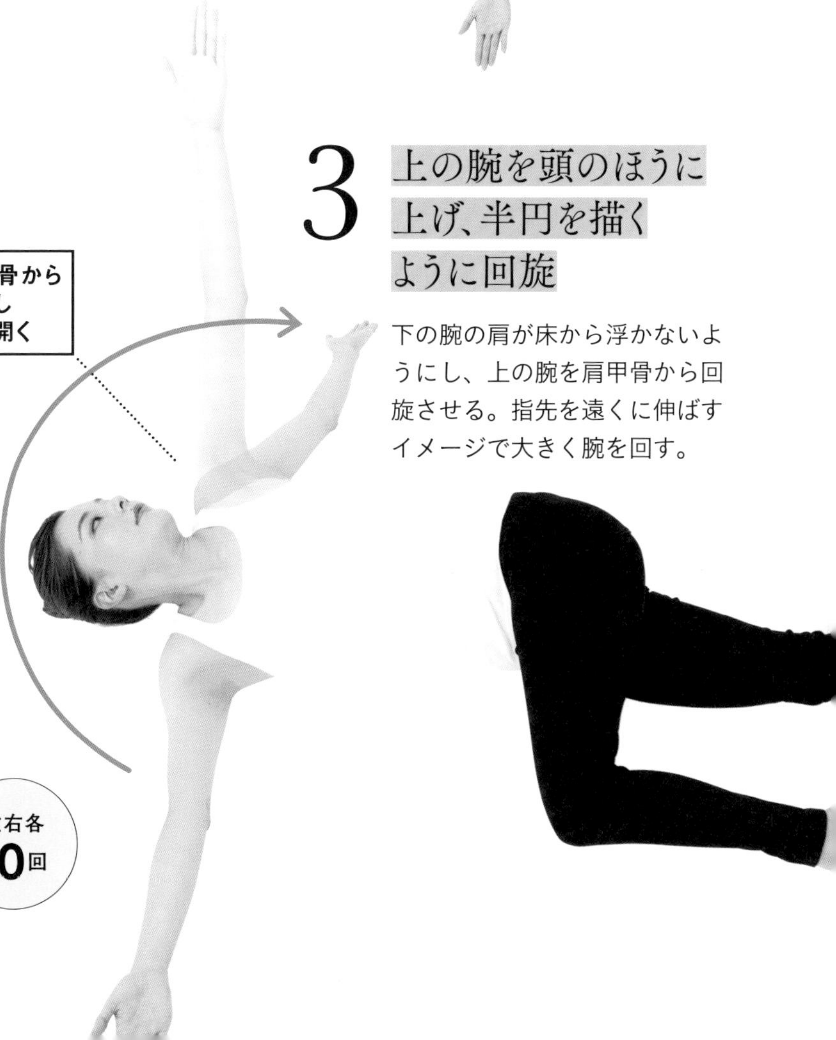

左右各10回

呼吸が浅く動きにくくなった

「かたい肋骨」を リセットし 深い呼吸で目まで酸素を届ける

マスクをしていることで呼吸が浅くなり、肋骨まわりの筋肉がかたくなっています。動きをスムーズにし、酸素をとり込んで。

目元の疲れをとる肋骨リセット

肋骨ゆらし

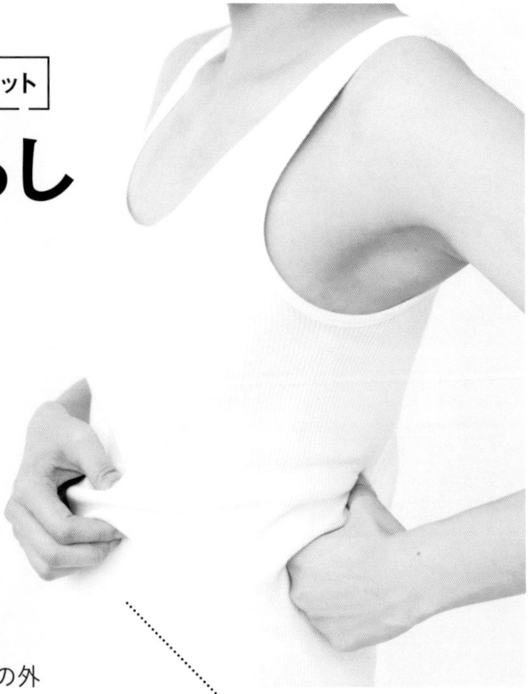

1

肋骨の間にある筋肉を前と後ろの2カ所つかむ

内臓を囲む骨が肋骨。肋骨の外側の筋肉を5本の指でつかむ。前と後ろでだいたい同じ高さの筋肉をつかむのがポイント。

Point!

骨を強く押さないように

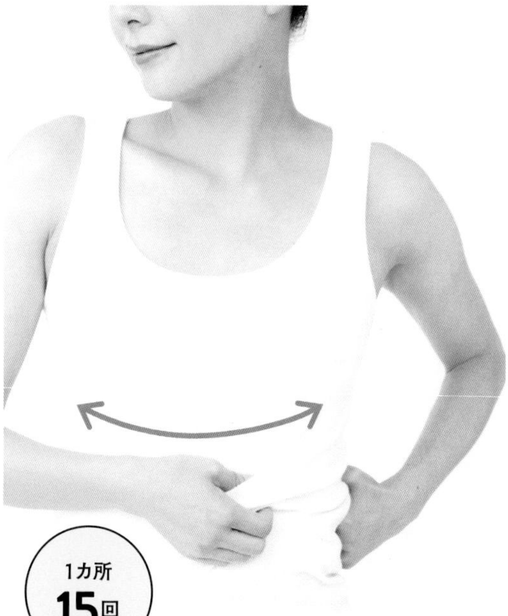

1カ所
15回

2

筋肉を
つかんだまま、
体を前後にひねる

息を吐きながら、前後に体をひねる。筋肉をつかんだ指以外の体の力を抜くのがコツ。

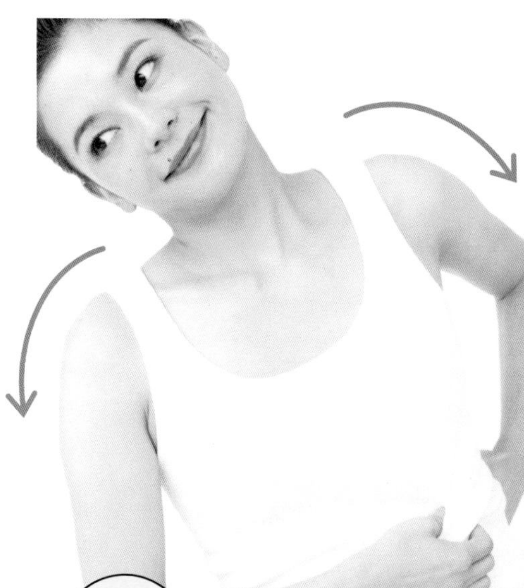

1カ所
15回

3

筋肉をつかんだまま、
体を左右に
ゆらゆらゆらす

次に、上半身を左右にゆらゆらと動かす。息を吐きながら、力を抜いて行って。つかむ場所を3カ所ほど変えながら、2と3をくり返す。

首こりやリンパの詰まりで

「埋まった鎖骨」をリセットし目元のハリを呼び戻す

うつむき姿勢で鎖骨まわりが詰まると、目の疲れにつながります。こわばった筋肉に埋まった鎖骨をゆるめ、めぐりを改善。

目元の疲れをとる鎖骨リセット

鎖骨ほぐし

1カ所 10秒 ×2〜3カ所

1

鎖骨のくぼみに中指を入れ掘るようにほぐす

頭を横にかしげると鎖骨のくぼみが出やすい。鎖骨に中指を引っかけるようにして入れ、しっかり圧をかける。鎖骨にこびりついた筋肉をはがすようなイメージでほぐす。

Point!
圧をかける側に頭を傾ける

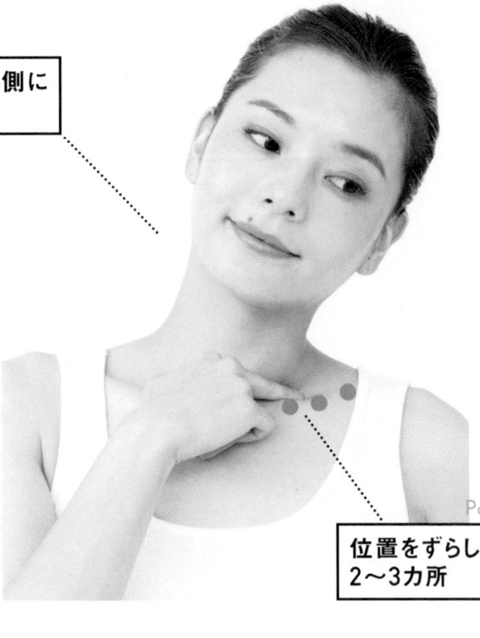

Point!
位置をずらして2〜3カ所

Point!

**肩からではなく
鎖骨中央から伸ばす**

2 圧をかけながら腕をできるだけ遠くに伸ばす

中指で圧をかけたまま、鎖骨の中央から腕を前に伸ばす。息を吐きながら伸ばし、息を吸ってゆっくりと腕を引いて戻す。

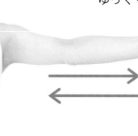

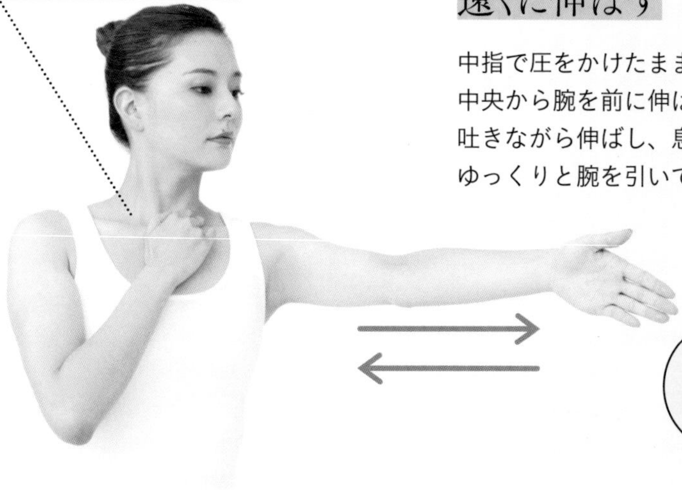

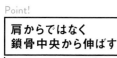

1カ所
10回

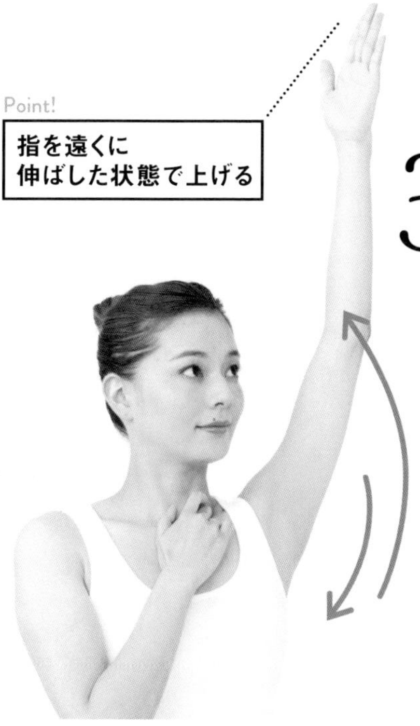

Point!

**指を遠くに
伸ばした状態で上げる**

3 指先を遠くまで伸ばすイメージで腕を上げる

次に腕を上げる。ひじを曲げず、指先をできるだけ遠くに伸ばすこと。鎖骨に圧をかけたまま、息を吐きながら上げる。逆側も同様に。

1カ所
10回

老廃物がたまりやすい

「わきの下」をリセットし目元のくすみをクリアに

わきの下はリンパ節が集まっていますが、あまり動かさない場所なのでかたくなりがち。ここをほぐすと顔へのめぐりが一気に改善。

目元の疲れをとるわきの下リセット

詰まったわきの下プッシュ

1

わきに手を入れ肋骨に向かってぐっと押さえる

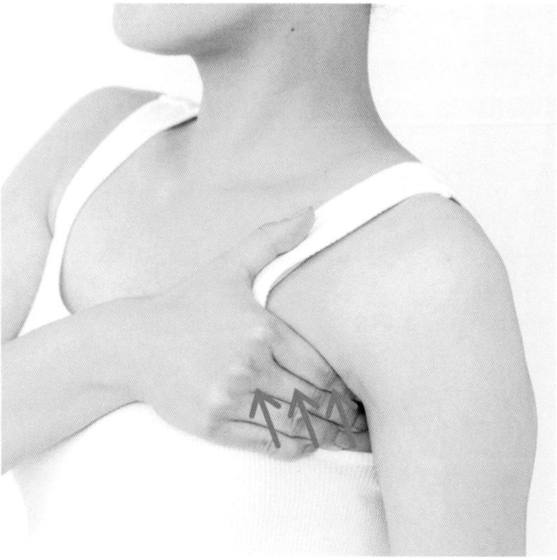

親指以外の4指をわきの下に入れる。親指は鎖骨下の小胸筋《しょうきょうきん》に当てる。人さし指、中指、薬指の3指を肋骨方向に押し当て、わきの下の筋肉をギュッとつかむ。

2

わきの下を押さえたまま腕をぶらぶらさせる

わきの筋肉をギュッとつかんだ状態で、腕を前後にぶらぶらと動かす。腕の力は抜き、自然な呼吸をしながら行う。反対側も同様に。筋肉の柔軟性が戻り、リンパの流れがスムーズになる。

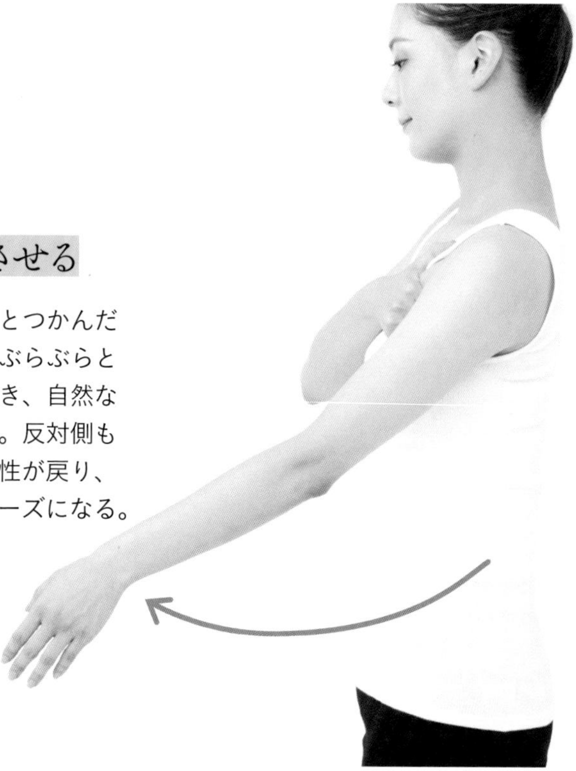

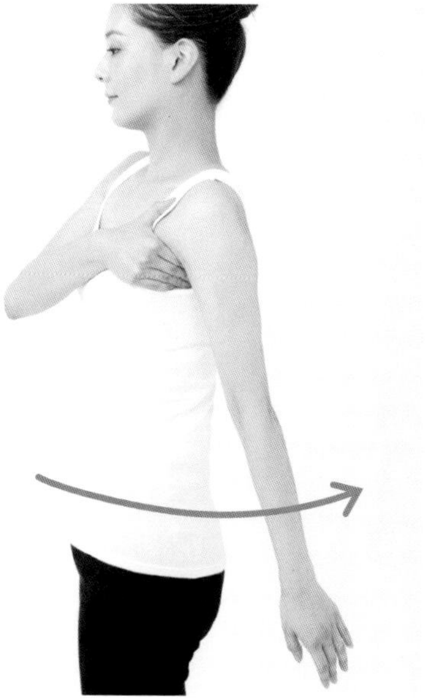

左右各
20回

前傾姿勢で縮こまる

「へばりついた大胸筋」をリセットし姿勢改善で目元へのめぐりをよく

猫背や巻き肩の人は、大胸筋《だいきょうきん》がこる傾向に。前傾姿勢は体の前側にも負担がかかり、胸骨周辺の筋肉が収縮して血行不良に。

目元の疲れをとる大胸筋リセット

つまんで筋膜はがし

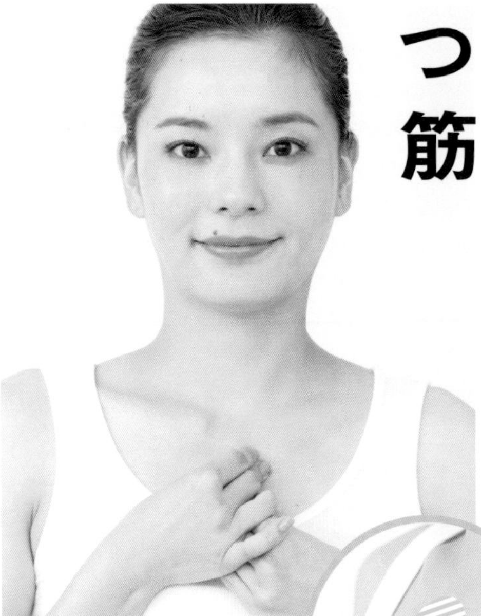

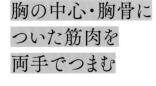

1 胸の中心・胸骨についた筋肉を両手でつまむ

胸骨のまわりは、左右の大胸筋が骨に付着する場所。親指と人さし指、中指で、皮膚ではなくしっかりと筋肉をとらえてつまむこと。

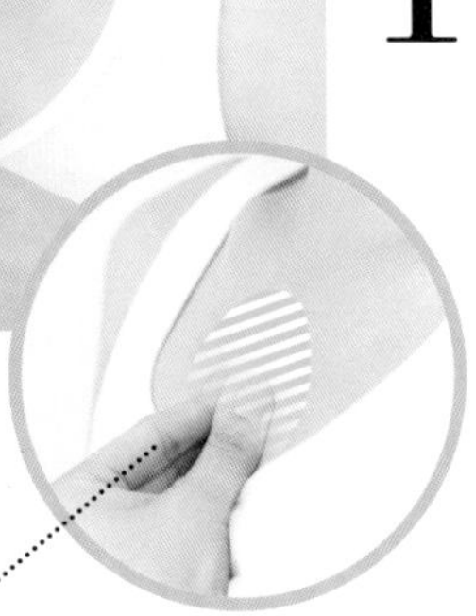

Point!

このあたりをつまむ

2 体をゆらゆらとゆらして筋肉をほぐす

両手で大胸筋をつまんだまま、肩を前後に動かし、体をひねる。筋肉をつまんでいる指以外は力を抜いて行う。つまむ場所を6カ所ほど変えながら、まんべんなくほぐす。

1カ所
10回

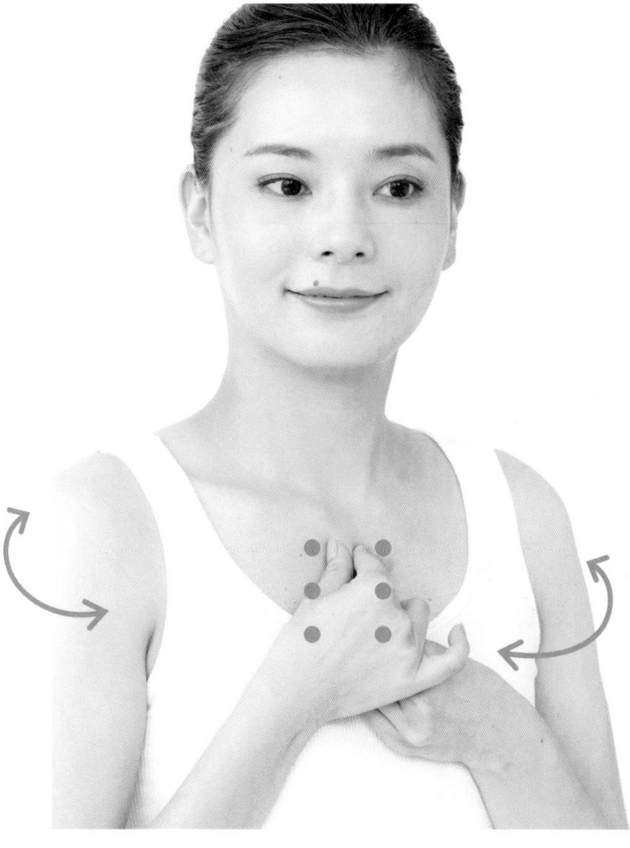

冷え、便秘、むくみで

「かたくなったおなか」を リセットし 血流アップで目元の疲れを軽減

腸の動きが悪くなると、冷えや自律神経の乱れを招きます。全身に栄養が届きにくくなることも。腸の活性化も目には大切！

目元の疲れをとるおなかリセット

おなかほぐし

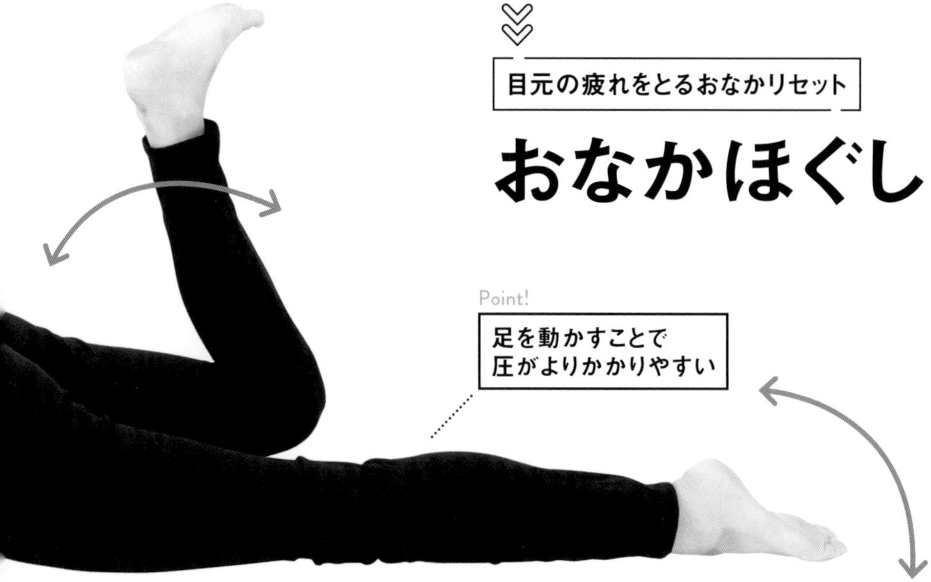

Point!

足を動かすことで 圧がよりかかりやすい

テニスボールで おなかの筋肉を ほぐす

うつぶせになり、テニスボールを当てる。ひざを曲げて足を左右交互にバタバタ動かす。ボールの位置を変えながら、おなか全体をほぐす。

Point!

テニスボールを当てる場所はココ!

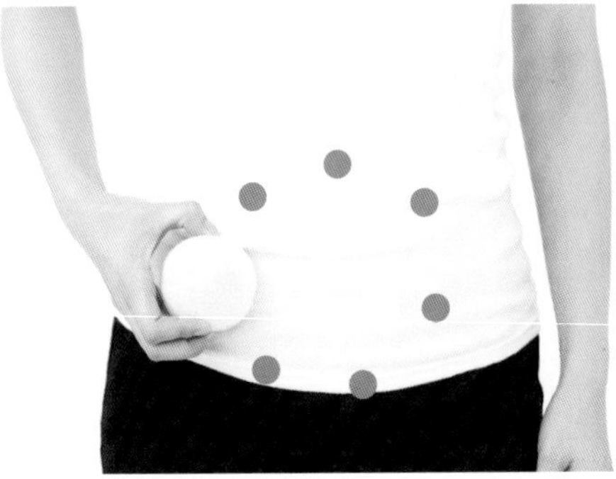

おへそから指3本分くらい外側に円を描くようにテニスボールをずらしていく。おなかの筋肉は深層部にあるので、テニスボールで圧をかけると効率よくほぐれる。

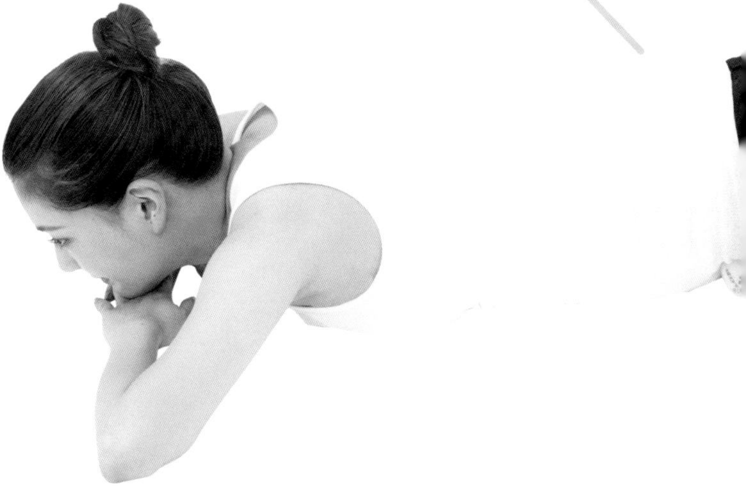

1カ所
10回

目元の疲れに効く

「ツボ・反射区押し」なら 10秒で目元すっきり

足の裏や手・耳元の経絡のツボや、内臓などにつながる末梢神経の集まる「反射区」に指の腹でじんわりと圧をかけることで、目元がほぐれます。

足の裏

足裏はツボではなく、反射区をほぐします。反射区は体の器官とつながっていると言われる場所です。面でとらえ、両足をもみほぐしましょう。

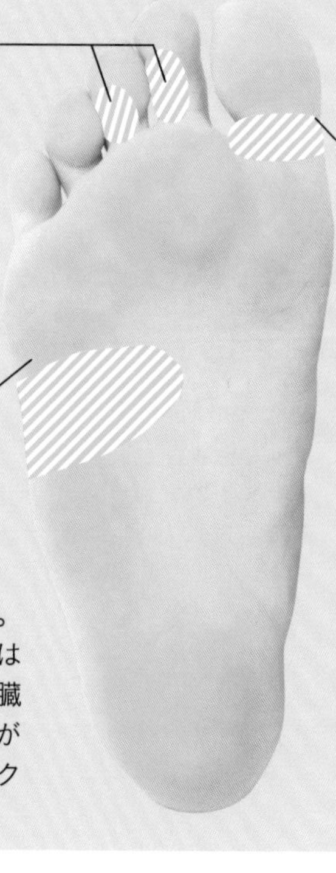

疲れ目

人さし指と中指のつけ根が目の反射区。親指でさすり上げるようにしてもむ。

首・頭のこりに

親指のつけ根が首の反射区。つけ根からつま先に押し上げてもむのがコツ。親指は頭の反射区なので、指先までもめば頭もすっきり。

肝臓

右足のみにある反射区。東洋医学では目と肝臓は密接な関係があり、肝臓が疲れると血のめぐりが悪くなり、かすみ目やクマがあらわれる。

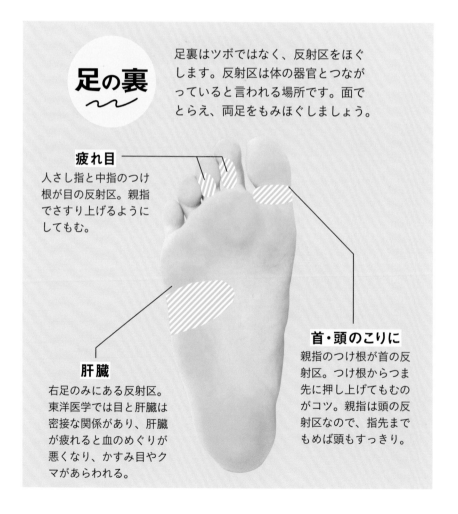

手

通勤中や仕事の合間など、手軽に押せるのが手にあるツボ。反対の手の親指と人さし指で押すのがコツ。

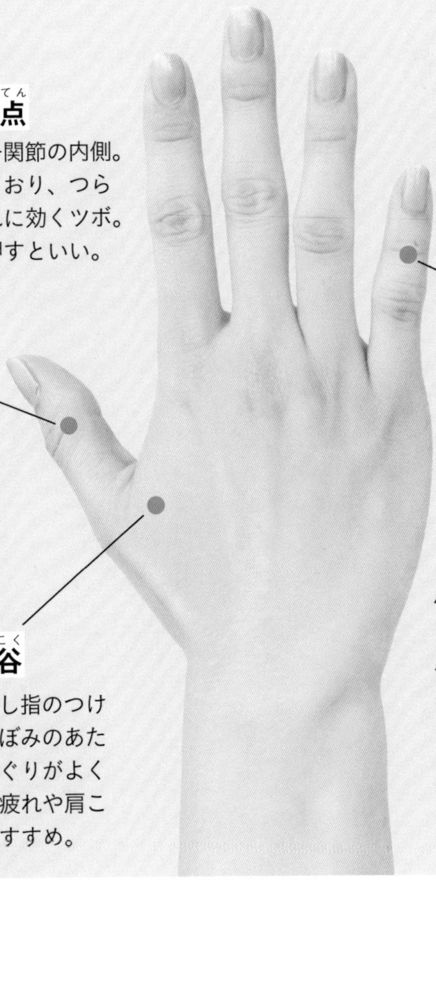

眼点《がんてん》

親指の第一関節の内側。その名のとおり、つらい目の疲れに効くツボ。こまめに押すといい。

小骨空《しょうこっくう》

小指の第一関節にある目の疲れに効くツボ。パソコン作業で乾いた目にも効果的。

合谷《ごうこく》

親指と人さし指のつけ根にあるくぼみのあたり。血のめぐりがよくなり、目の疲れや肩こり軽減におすすめ。

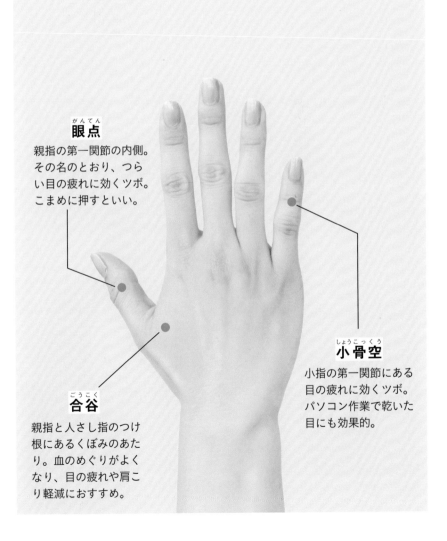

耳まわり

頭や顔にも目元の疲れを緩和するツボがいっぱい。めぐりをよくする代表的なツボを紹介します。

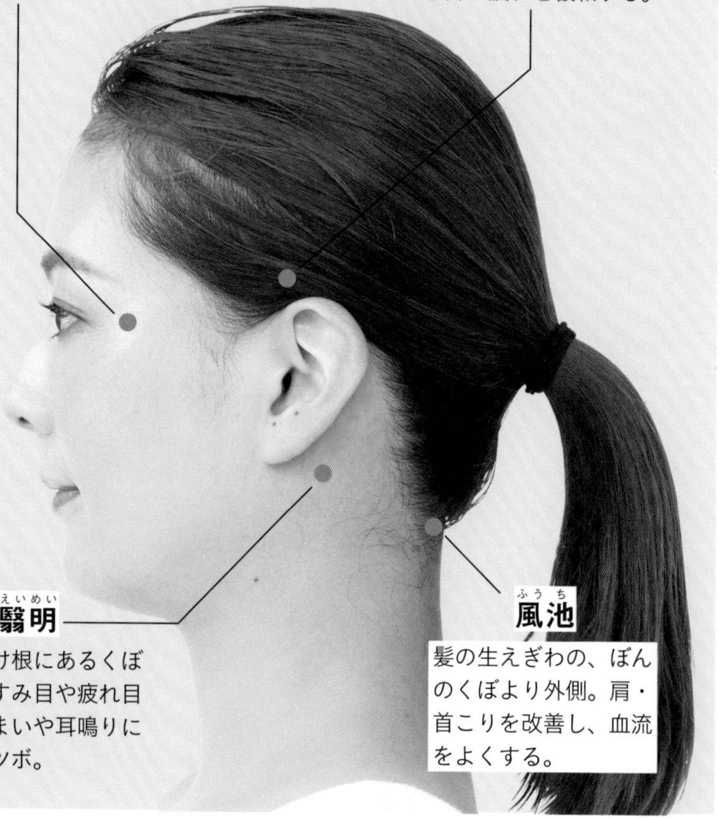

太陽

眉尻と目尻の中間から少し外側にあるくぼみ。目元の血流をよくし、疲れを軽減。

角孫《かくそん》

耳を前に折り曲げたときに耳の頂点が当たる場所。頭のこりからくる目の疲れを緩和する。

翳明《えいめい》

耳のつけ根にあるくぼみ。かすみ目や疲れ目に。めまいや耳鳴りにも効くツボ。

風池《ふうち》

髪の生えぎわの、ぼんのくぼより外側。肩・首こりを改善し、血流をよくする。

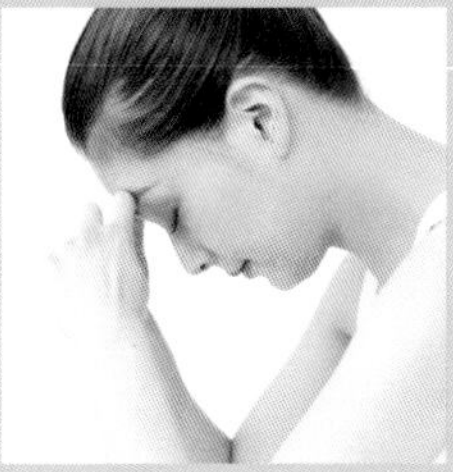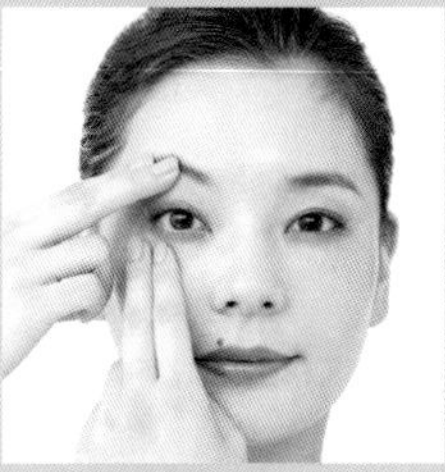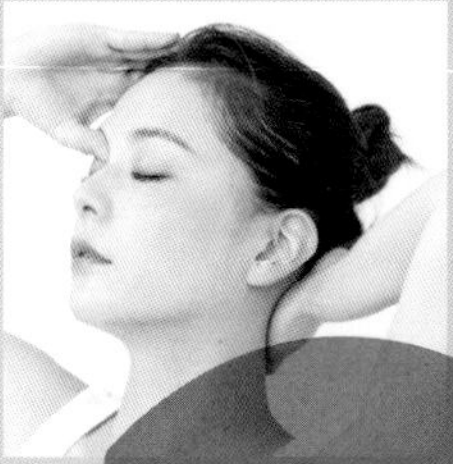

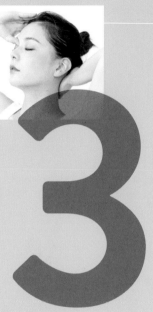

3

目まわりの筋肉をほぐし たるみ、クマ、乾きなど 目元悩みを解消

PART 3

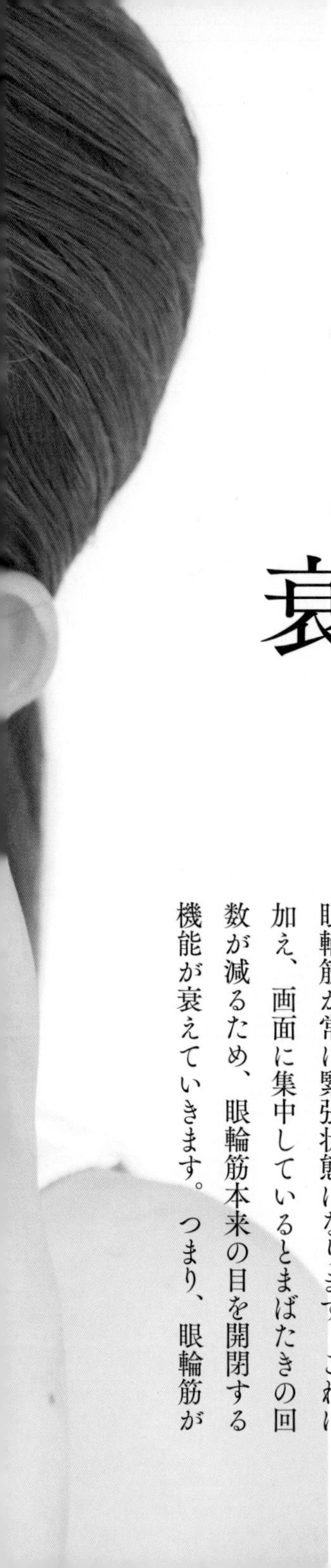

目元の筋肉にアプローチし こりをゆるめて 衰えた筋肉を活性化

耳や体のこりから目元にアプローチするのが村木式「目元ほぐし」。PART1～2で根本のこりが解消したら、次に加えたいのが、目まわりの筋肉をほぐすメソッドです。

まぶたのたるみ、クマ、目尻のシワといった、目元の〝見た目の疲れ〟は、血流をよくすることに加え、衰えた「眼輪筋」の弾力をとり戻すことで改善につながります。

スマホやパソコンを集中して見ていると、眼輪筋が常に緊張状態になります。これに加え、画面に集中しているとまばたきの回数が減るため、眼輪筋本来の目を開閉する機能が衰えていきます。つまり、眼輪筋が

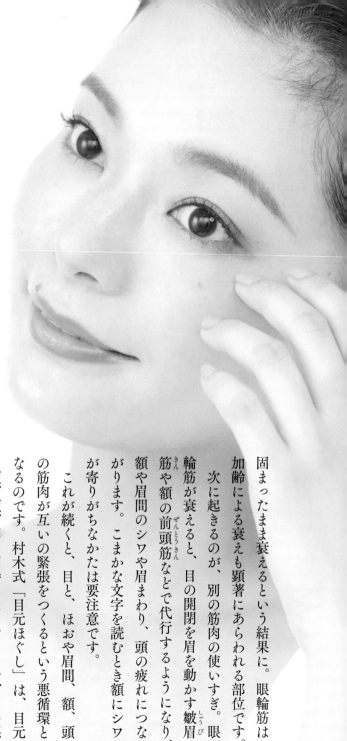

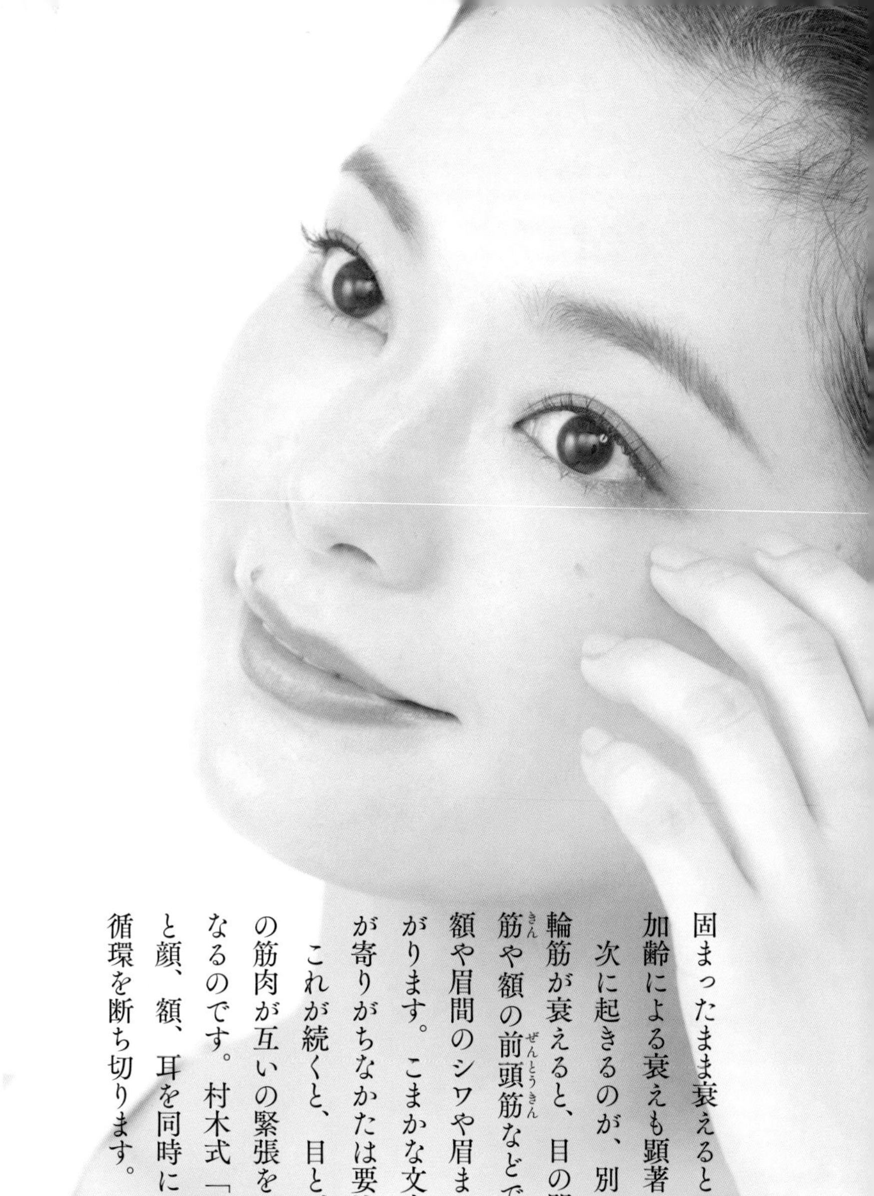

固まったまま衰えるという結果に。眼輪筋は加齢による衰えも顕著にあらわれる部位です。

次に起きるのが、別の筋肉の使いすぎ。眼輪筋が衰えると、目の開閉を眉を動かす皺眉《しゅうび》筋《きん》や額の前頭筋《ぜんとうきん》などで代行するようになり、額や眉間のシワや眉まわり、頭の疲れにつながります。こまかな文字を読むとき額にシワが寄りがちなかたは要注意です。

これが続くと、目と、ほおや眉間、額、頭の筋肉が互いの緊張をつくるという悪循環となるのです。村木式「目元ほぐし」は、目元と顔、額、耳を同時にほぐすことで、この悪循環を断ち切ります。

目元悩みが起こる理由《わけ》

目元の筋肉

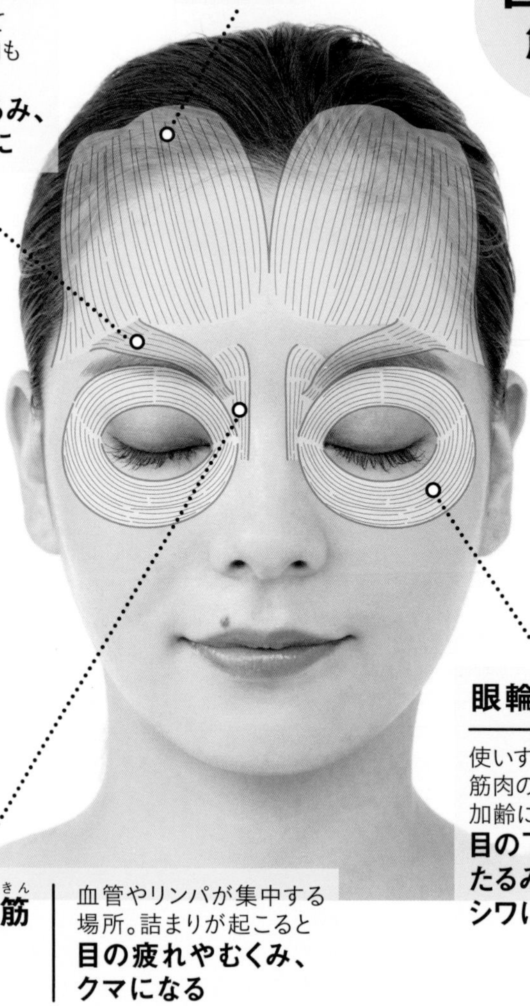

皺眉筋《しゅうびきん》

一点を凝視していると眉の筋肉もこり固まり、**まぶたのたるみ、眉間のシワに**

前頭筋

眼輪筋

使いすぎによる筋肉の収縮と加齢による衰えで**目の下のたるみ、クマ、シワに**

眉毛下制筋《びもうかせいきん》

血管やリンパが集中する場所。詰まりが起こると**目の疲れやむくみ、クマになる**

目を酷使すると、眼輪筋が使われにくくなり、まぶたが開閉しづらくなります。これが目元のたるみ、シワ、クマの原因に。

さらに無意識に皺眉筋や、前頭筋といった眉や額の筋肉を使って目を開閉するようになるので、額の横ジワや眉間のシワの原因に。

村木式の手技で、筋肉の奥にアプローチし、本来の弾力をとり戻して。

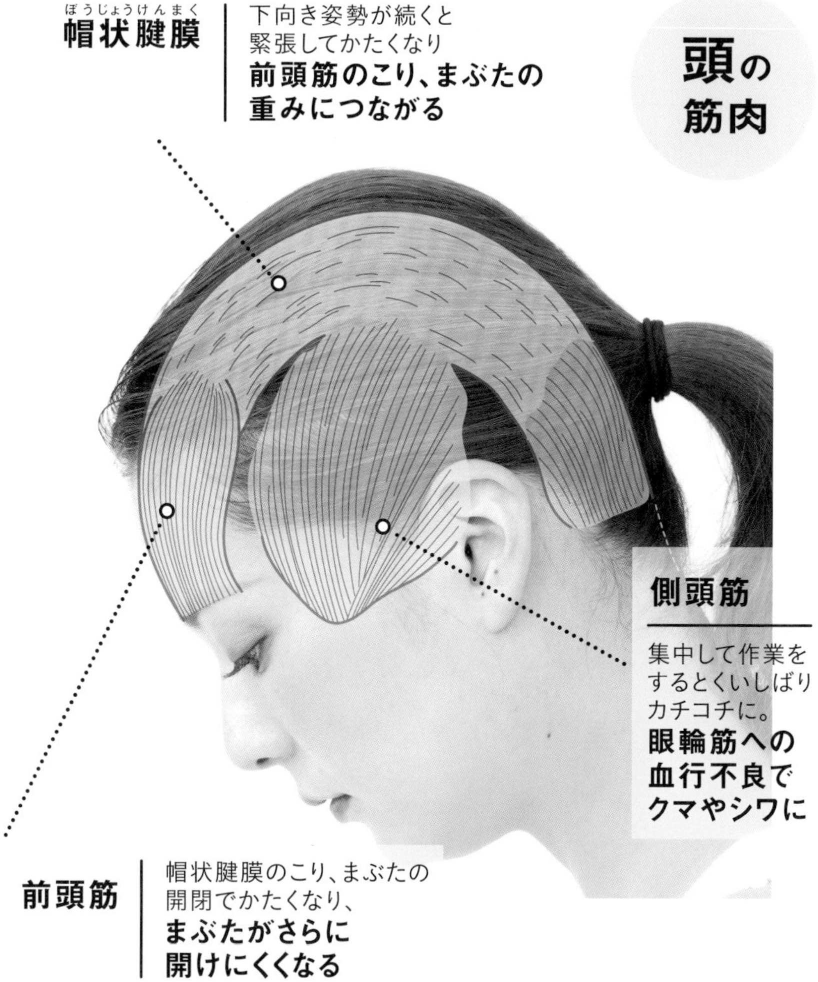
頭の筋肉
帽状腱膜《ぼうじょうけんまく》
下向き姿勢が続くと緊張してかたくなり
前頭筋のこり、まぶたの重みにつながる
側頭筋
集中して作業をするとくいしばりカチコチに。
眼輪筋への血行不良でクマやシワに
前頭筋
帽状腱膜のこり、まぶたの開閉でかたくなり、
まぶたがさらに開けにくくなる

目元のこり 1

下がった前頭筋を押し上げ 目元への負担を軽減

手元ばかり見ていると、頭前の筋肉がたれ下がり、眼輪筋に圧がかかって、目元が重く疲れます。手で押し戻しましょう。

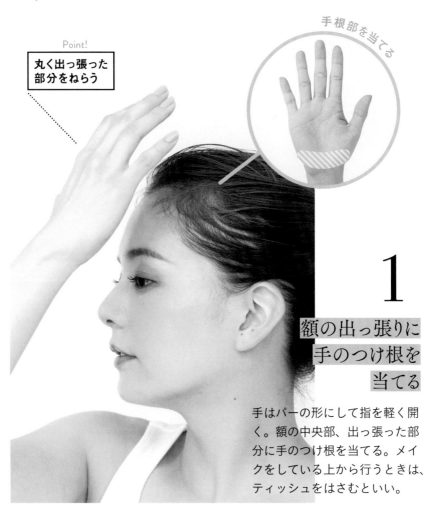

1

額の出っ張りに手のつけ根を当てる

手はパーの形にして指を軽く開く。額の中央部、出っ張った部分に手のつけ根を当てる。メイクをしている上から行うときは、ティッシュをはさむといい。

2 もう片方の手で後頭部を支えてにぎる

逆側の手は4指をそろえて後頭部に。髪をおろしている場合は、頭皮をつかみやすいように、髪の内側に手を入れて、頭をにぎる。

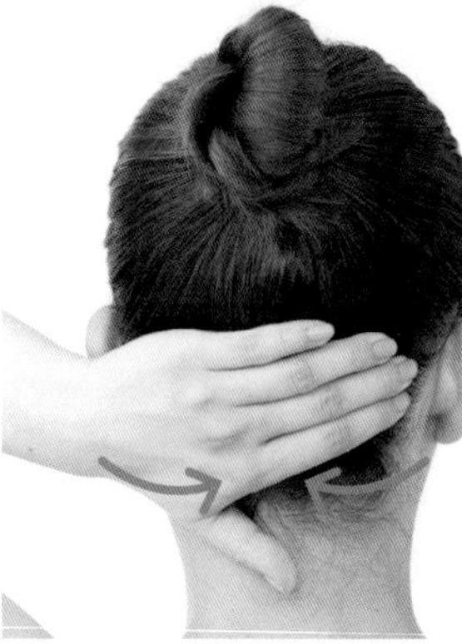

Point!

力まずじんわりと圧をかける

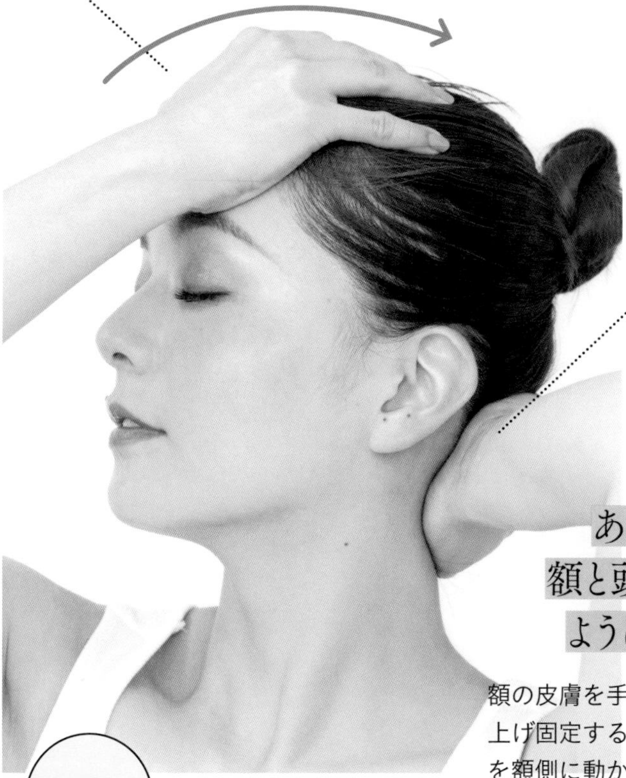

Point!

横に広がった後頭部を中央に寄せるイメージで

3 あごを軽く上げ額と頭皮を寄せるように圧をかける

額の皮膚を手根部でぐっと押し上げ固定する。頭部に当てた指を額側に動かし、頭をつかむ。額を押さえている手を、後頭部の手に近づけるように寄せる。

30秒

目元のこり 2

筋肉が集中しこわばりがちな部分をほぐす

眉頭と目頭の間は、眼輪筋と皺眉筋、眉毛下制筋のつなぎ目で、前頭筋の重みでもこりやすい部分。押し上げてほぐして。

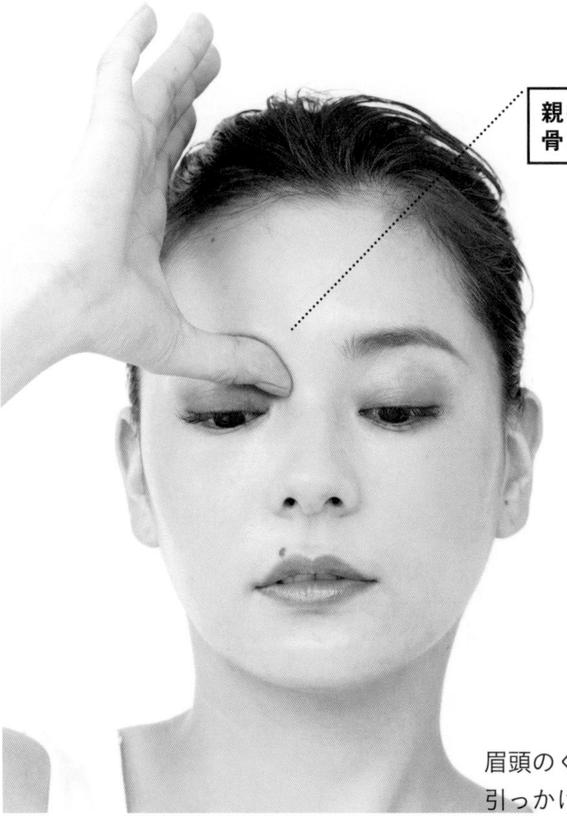

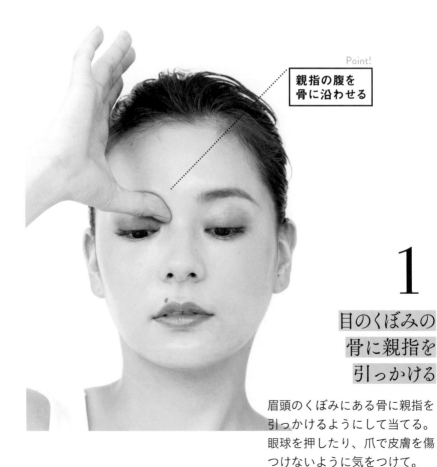

Point!

親指の腹を骨に沿わせる

1

目のくぼみの骨に親指を引っかける

眉頭のくぼみにある骨に親指を引っかけるようにして当てる。眼球を押したり、爪で皮膚を傷つけないように気をつけて。

2

人さし指と中指は生えぎわに

親指を目のくぼみに当てたら、人さし指と中指を頭部におく。もう片方の手で後頭部を支えてにぎる。

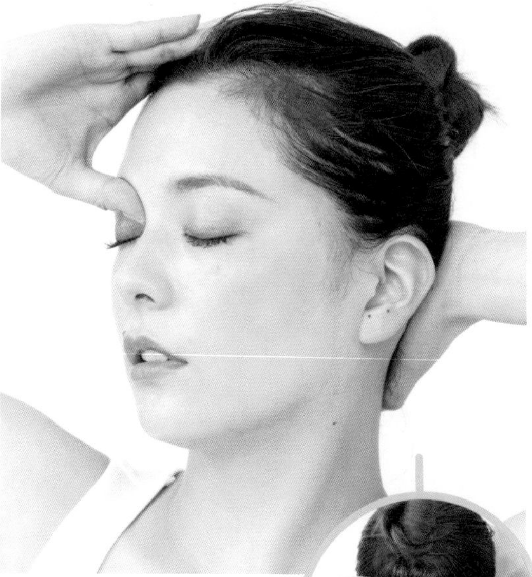

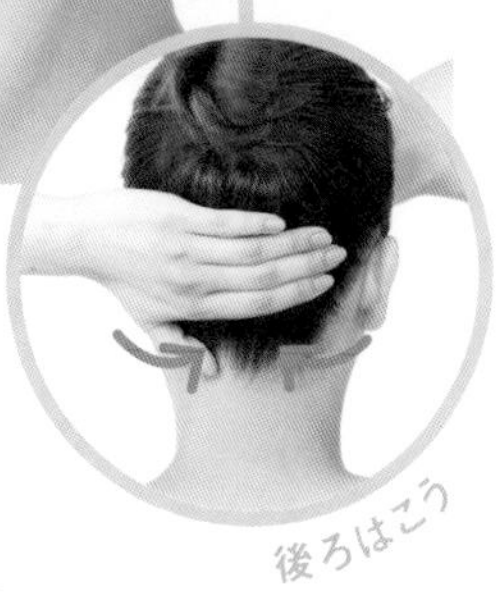

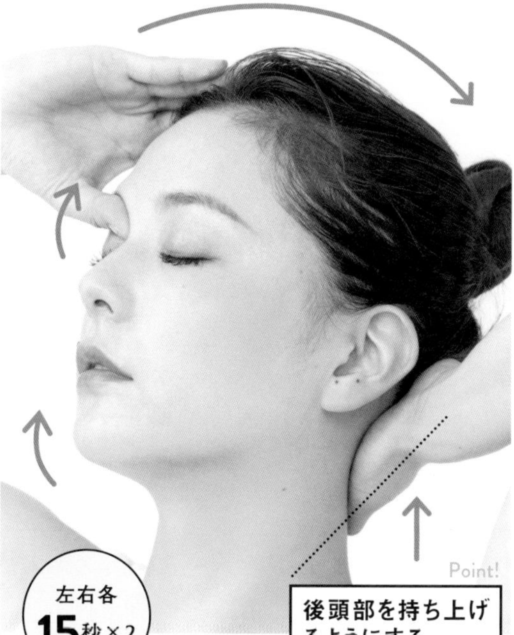

左右各
15秒×2

後頭部を持ち上げるようにする

3

親指で骨を押し上げるように圧をかける

あごを軽く上げ、親指は眉下の骨を押し上げるイメージで筋肉に圧をかける。中指、人さし指もじんわり圧をかける。押し上げながら後頭部の手に近づけるように寄せる。

目元のこり 3

運動不足の眼輪筋を鍛え
血流をよくし元気な目元に

まばたきを意識的に行うことで、ふだん使えていない眼輪筋を鍛えます。特に下まぶたは怠けがち。しっかり開け閉じをしましょう。

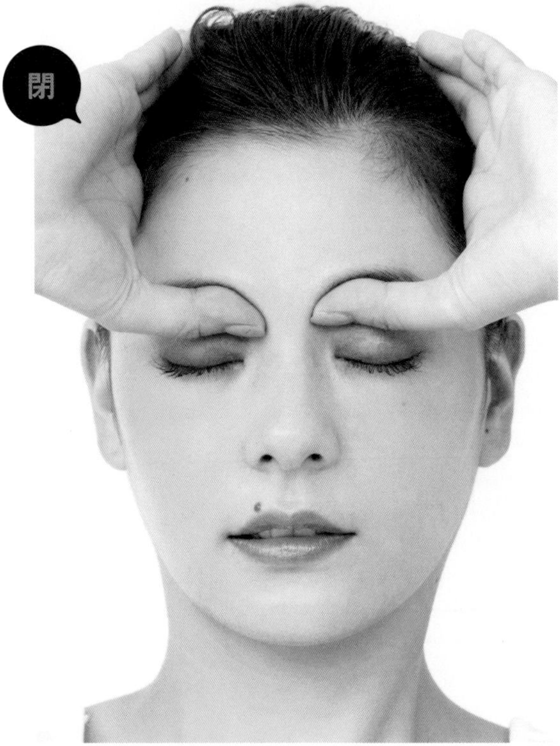

1

親指で眼輪筋の上部を押さえてまばたきをする

目のくぼみに親指を当て、ほかの4指は頭部に添える。眼輪筋を押さえたままパチパチとしっかりまばたきをする。閉じるときはしっかりと。

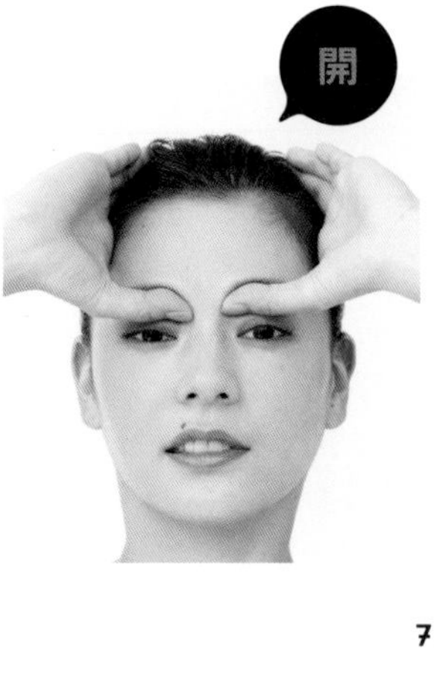

30秒

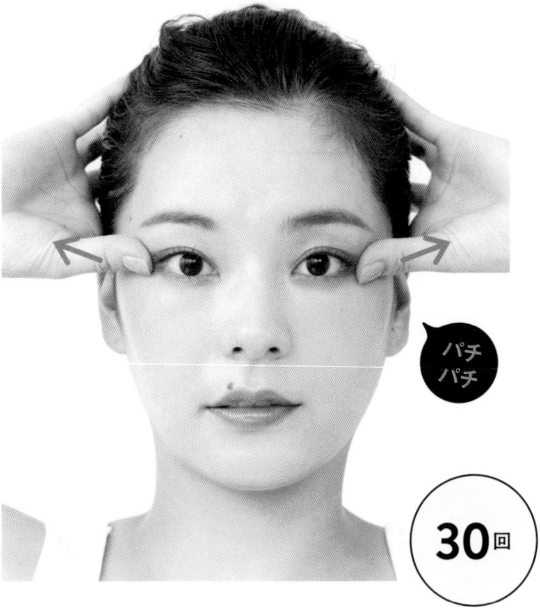

2

目尻を軽く 横に引っぱり まばたきをする

親指を目尻に当て、外側に軽く引っぱる。筋肉の動きを意識しながら、パチパチとまばたきをする。

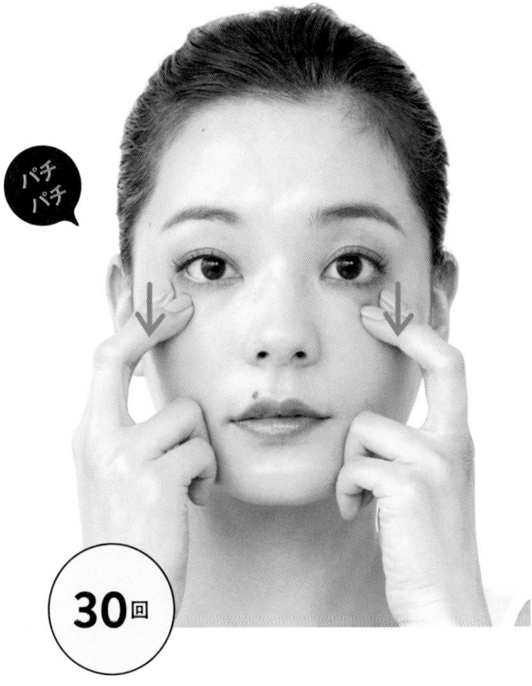

3

下まぶたを 下げながら まばたきをする

人さし指と中指を目の下の骨に引っかけるようにして下まぶたを下げる。目を閉じるときは、下まぶたを意識して行って。

上まぶたのたるみ 1

耳の穴から側頭筋をほぐし 顔や目元をリフトアップ

耳のこりをほぐして、首から顔や頭への血流を促すことで、側頭部のこりがほぐれ上まぶたのたるみやむくみが改善。

Point!

親指は奥まで入れすぎない

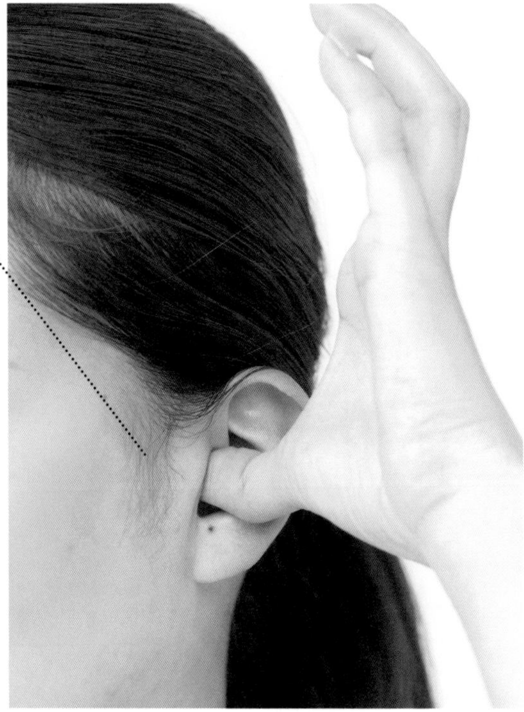

1 親指を耳の穴に入れ、頭を軽くつかむ

指の爪は短くし、耳を傷つけないよう注意。耳の穴に親指を入れ、残りの4指で頭をつかむ。添える程度でOK。

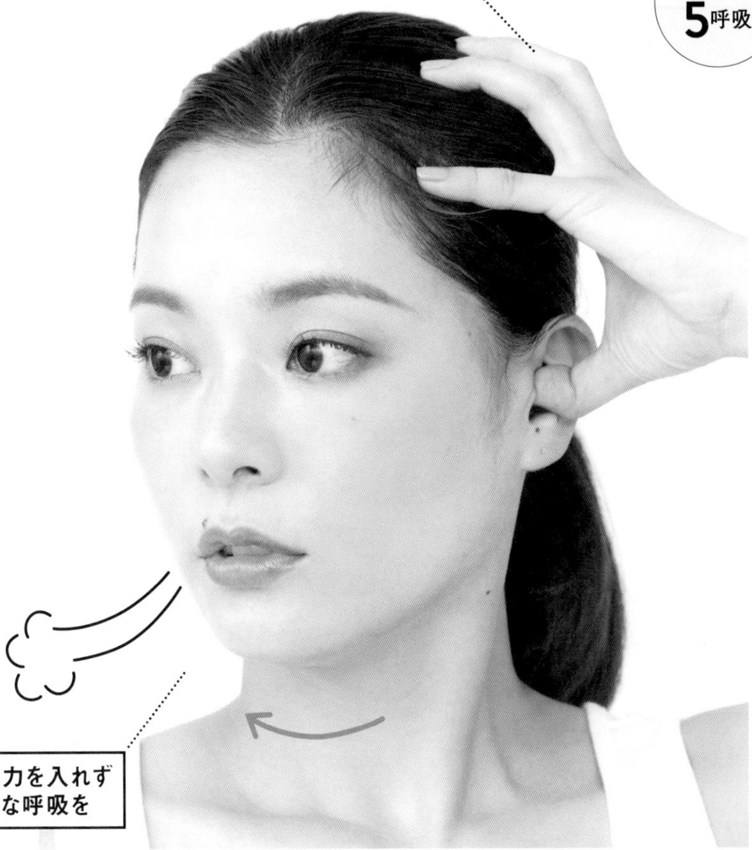
Point!
豆腐をくずすくらいの力かげんで
左右各5呼吸
Point!
口に力を入れず自然な呼吸を

2 耳の穴を上に押し広げる、横を向き深呼吸

耳の穴を上に押して圧をかける。4指で頭をつかむように筋肉に圧をかける。指を入れた耳の逆側を向き、呼吸をしながら行い、力まないこと。逆側も同様に。

上まぶたのたるみ 2

血管とリンパが集まる顔の中心をほぐし目を開きやすくする

血管やリンパが集まる額や眉間の筋肉がこると、目元のたるみの原因に。この部分をピンポイントでほぐし弾力をとり戻して。

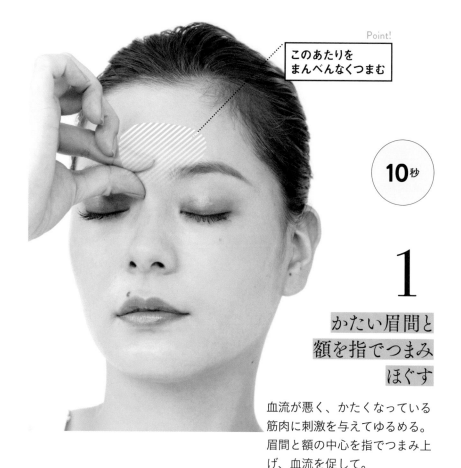

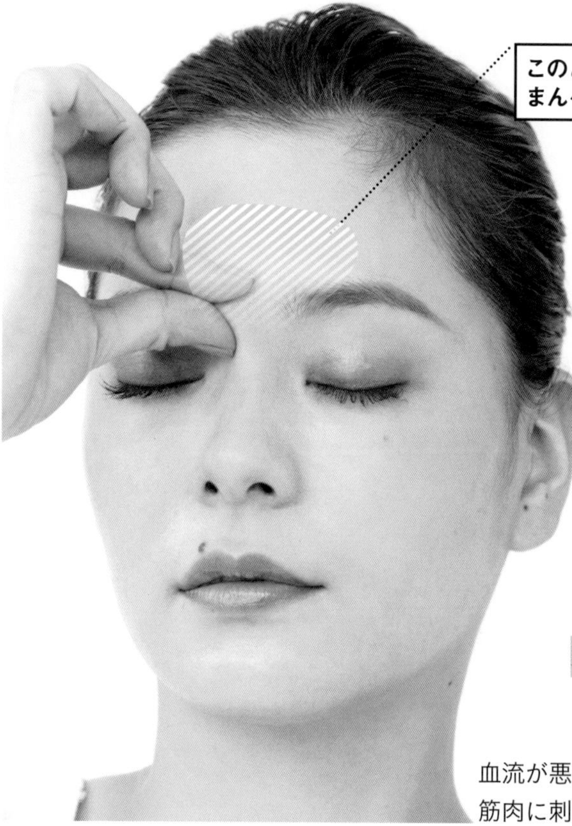
Point!
このあたりをまんべんなくつまむ

10秒

1

かたい眉間と額を指でつまみほぐす

血流が悪く、かたくなっている筋肉に刺激を与えてゆるめる。眉間と額の中心を指でつまみ上げ、血流を促して。

2 眉毛を持ち上げ鼻のつけ根をこまかくほぐす

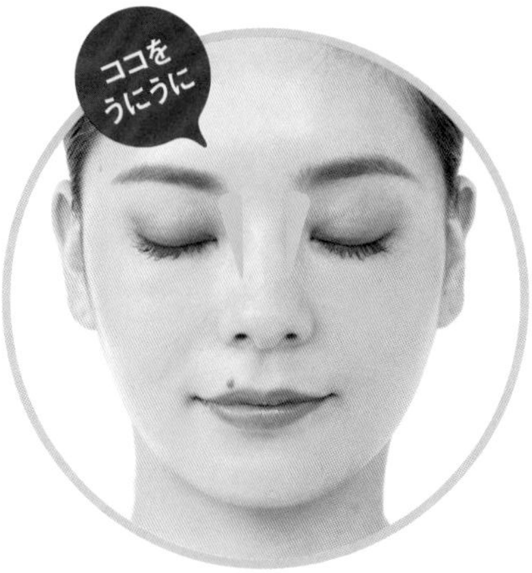

右手の中指で左の眉頭の筋肉をとらえ、ぐっと押し上げる。左手の中指を左の鼻のつけ根の骨に当て、小さく左右に「うにうに」動かしてほぐす。逆側も手をかえて同様に行う。

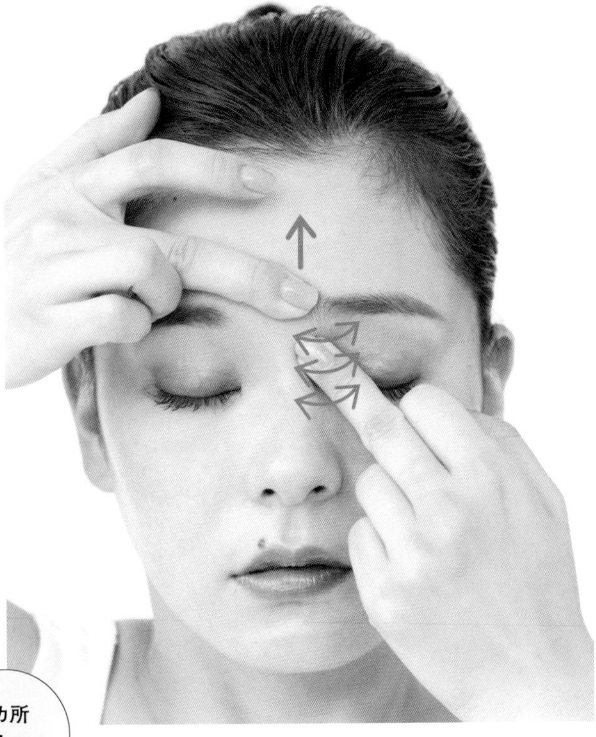

1カ所
5回

上まぶたのたるみ ③

眉のこわばりをほぐし まぶたを引き上げる力を復活

目を開けるときに眉根の皺眉筋を使ってしまう人が多く、カチコチに。前頭筋から眉の硬直をゆるめて、まぶたの重みを解消。

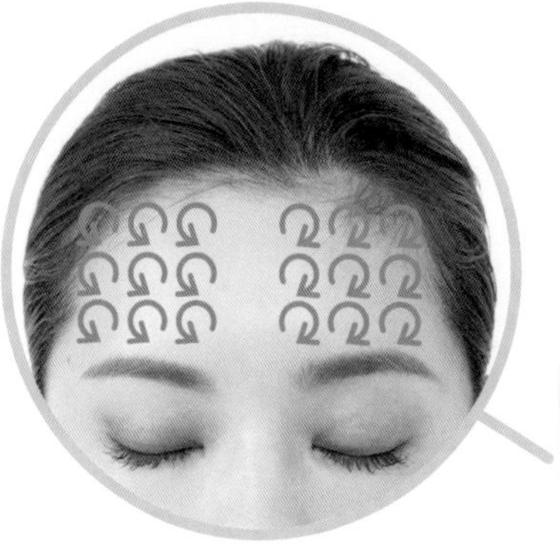

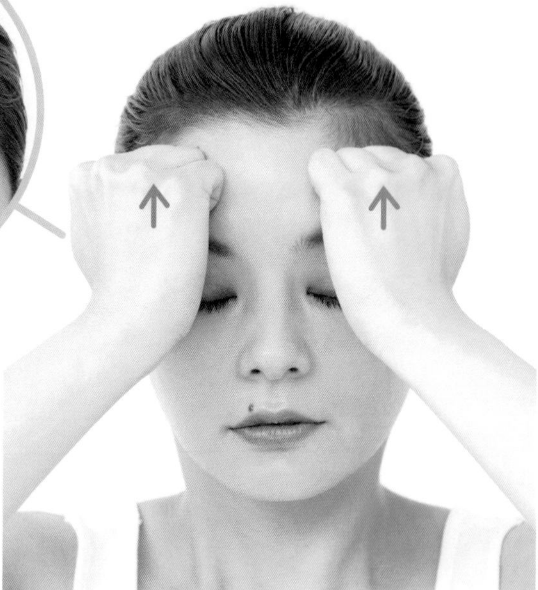

1

こぶしで小さな円を描き、額のこりをほぐす

こぶしをつくり、平らな面を額に当てる。皮膚を1cm引き上げ、その状態で、骨をほぐすイメージで筋肉に垂直に圧をかけ、外方向に小さく円を描き、もみほぐす。位置をずらし額全体をほぐす。

1カ所
5回

圧をかけるのはココ

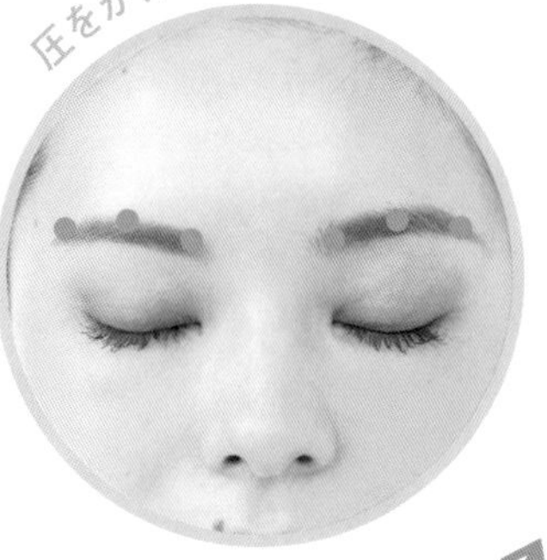

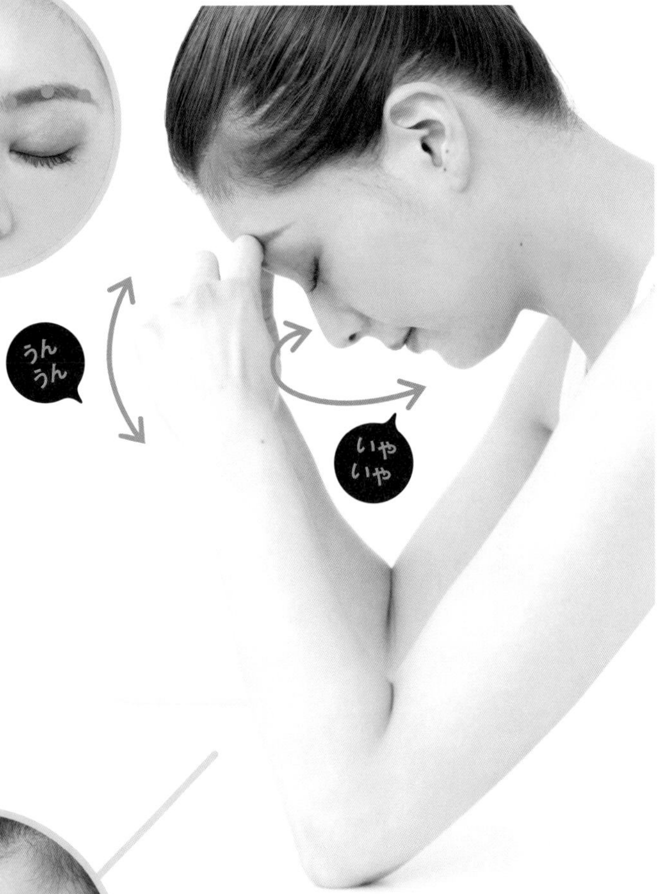

正面から見ると

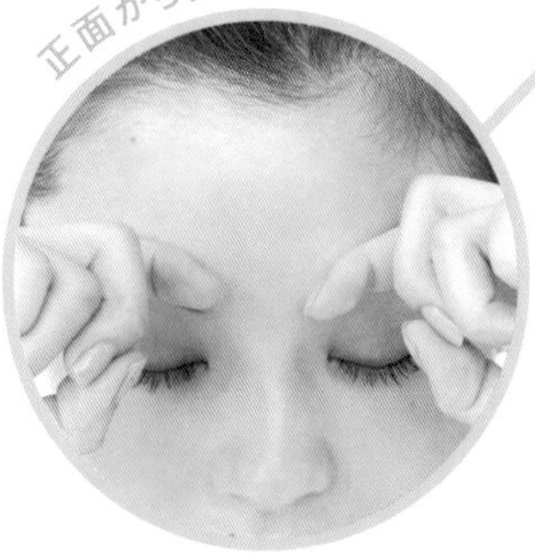

2 人さし指を眉に当て、首を振りながら圧をかける

テーブルに両ひじをつき、人さし指をカギにして眉頭に当てる。頭の重みを利用しながら、首を縦に「うんうん」、横に「いやいや」と小さく動かしてほぐす。

1カ所
15秒

目の下のクマ 1

こり固まりやすい眉毛下制筋に刺激を与え血行をよくする

日常生活でほとんど動かすことがない鼻のつけ根の眉毛下制筋。血流が滞りがちなので、積極的に動かして。

Point!

骨に沿って
親指を当てる

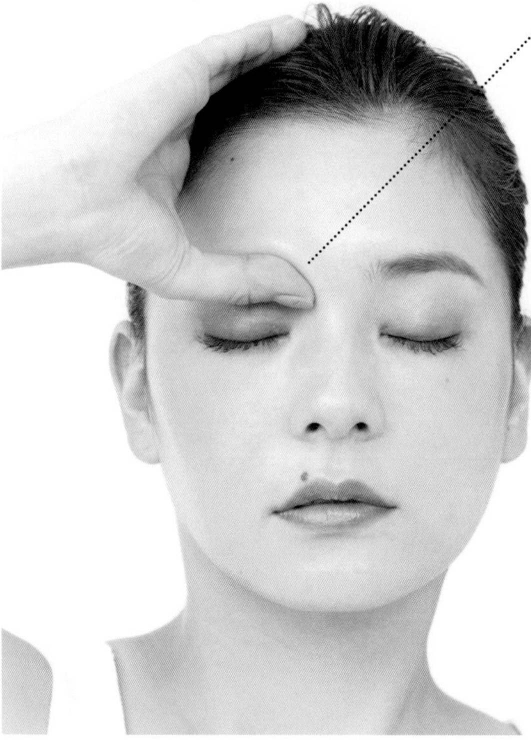

1

目のくぼみに親指を当て骨に引っかける

目を閉じ、親指を眉頭の下のくぼみに当てる。指を寝かせて骨に沿わせ、眼球を押さないようにする。ほかの4指は頭部に。

2

反対の手で鼻のつけ根の骨をはさみ、下に引っぱる

右手親指は骨に向かって押し上げる。左手の親指と中指でメガネの鼻パッドが当たる部分を押さえ、真下に引っぱる。

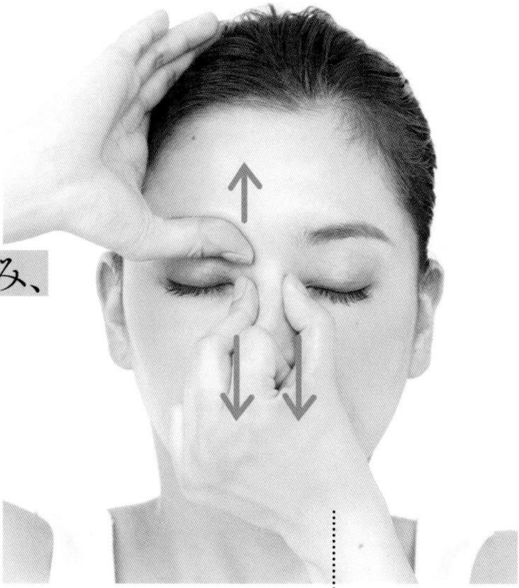

Point!

手根部があごにフィットするよう下に引っぱる

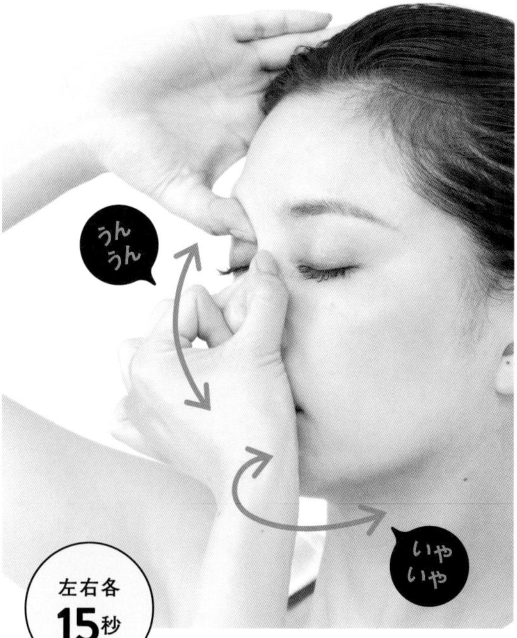

左右各15秒

3

首を小さく振り筋肉に刺激を与える

右手は上へ、左手は下に引っぱったまま「うんうん」「いやいや」と首を小さく振る。めぐりがよくなり、むくみもとれる。逆側も手をかえて同様に行う。

目の下のクマ 2

怠けがちな下まぶたに活を入れ クマとたるみを同時ケア

目の開け閉じをするときに、下まぶたの筋肉を使えていない人が大多数。衰えた筋肉を鍛え、ハリのある明るい目元に。

Point!

指2本を軽く当て
筋肉を固定

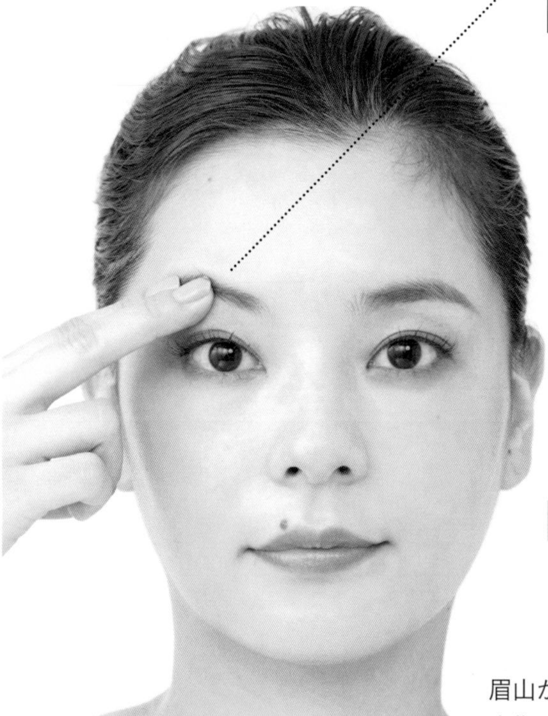

1

人さし指と中指で眼輪筋の上部を押さえる

眉山から眉尻の下に人さし指と中指の腹を当てる。眼輪筋の上部を固定し、動かさないようにする。顔は正面を向き、鏡を見ながら行うとよい。

左右各
10回

Point!

**まぶしいものを
見たときの目に**

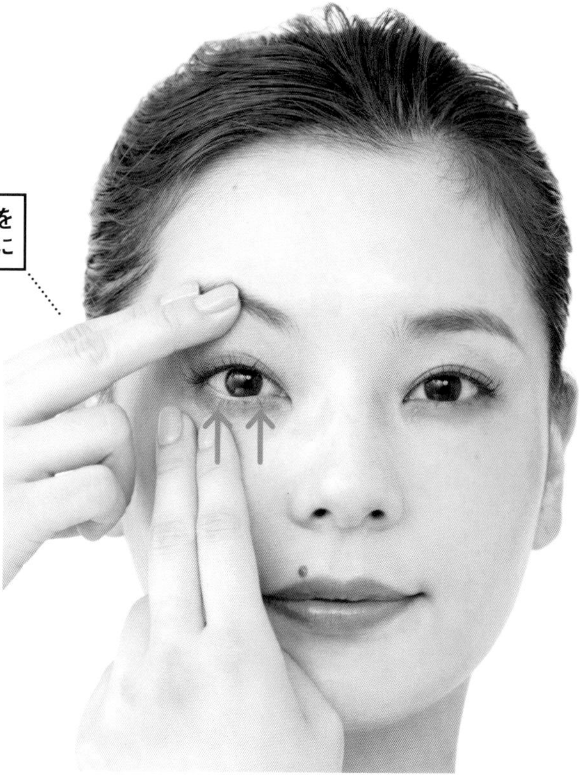

2 反対の手で押さえながら下まぶたを閉じる

眼輪筋の上部を押さえたまま、反対の手の人さし指と中指で、下まぶたを軽く押さえる。下まぶただけを動かして閉じる。ほかの筋肉が動かないようにして。

目の下のクマ ③

眼輪筋を支えるほおの筋肉をほぐし、顔全体を引き上げる

下まぶたのたるみグマは、ほおの筋肉の弾力不足も原因のひとつ。ほお全体を刺激し、ハリをとり戻して下から持ち上げましょう。

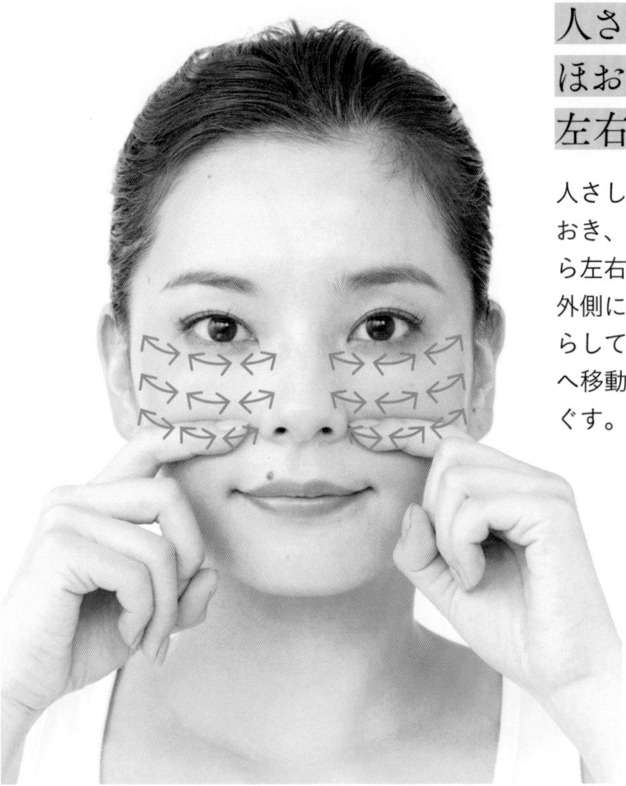

1

人さし指をほお骨下におき左右に動かす

人さし指をほお骨の下におき、骨に押し当てながら左右に小さく動かす。外側に少しずつ位置をずらしてほぐし、さらに上へ移動してほお全体をほぐす。

1カ所
5回

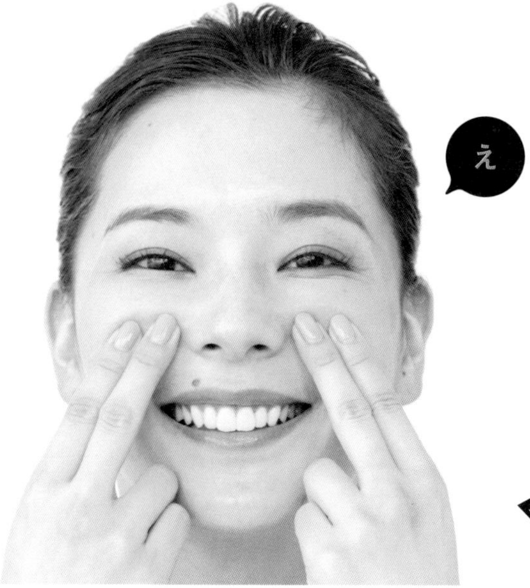

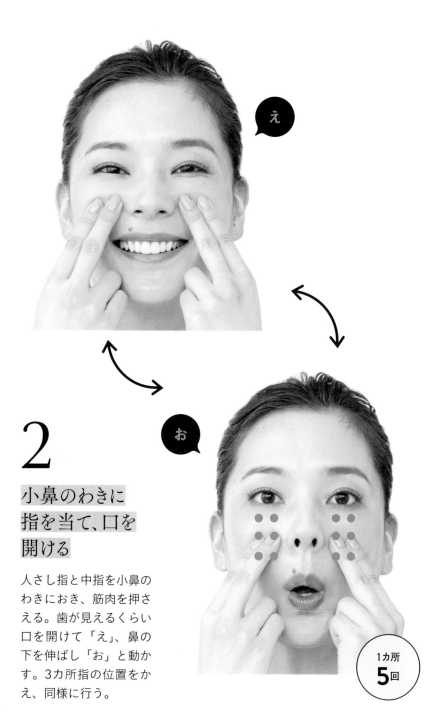

2

小鼻のわきに指を当て、口を開ける

人さし指と中指を小鼻のわきにおき、筋肉を押さえる。歯が見えるくらい口を開けて「え」、鼻の下を伸ばし「お」と動かす。3カ所指の位置をかえ、同様に行う。

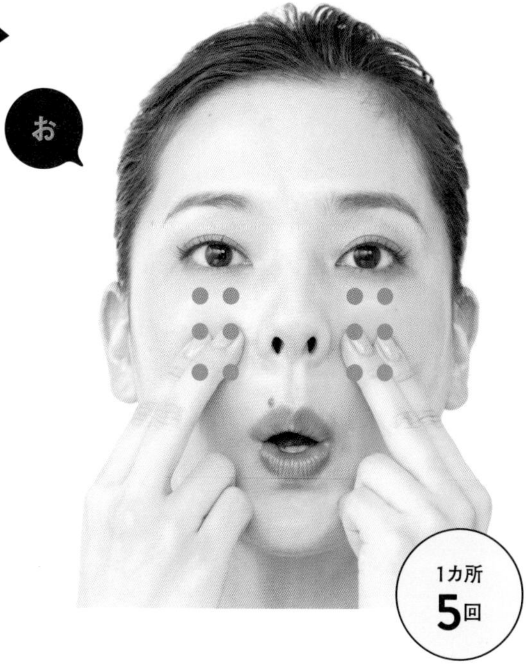

目尻のシワ

疲れて硬直した眼輪筋をゆるめ、目元を晴れやかに

目尻の深いシワは、上まぶたのたるみが主な原因。こり固まった眼輪筋をほぐすことで、まぶたが引き上がりシワも改善。

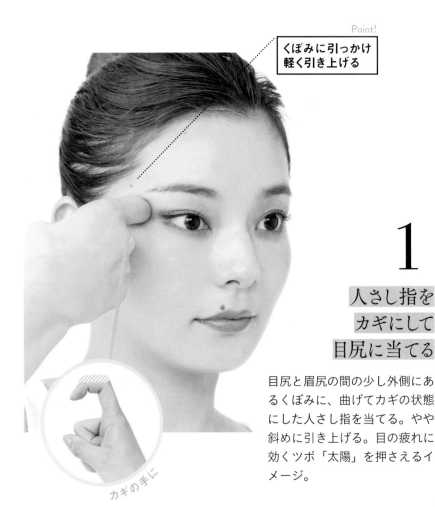

Point!

くぼみに引っかけ
軽く引き上げる

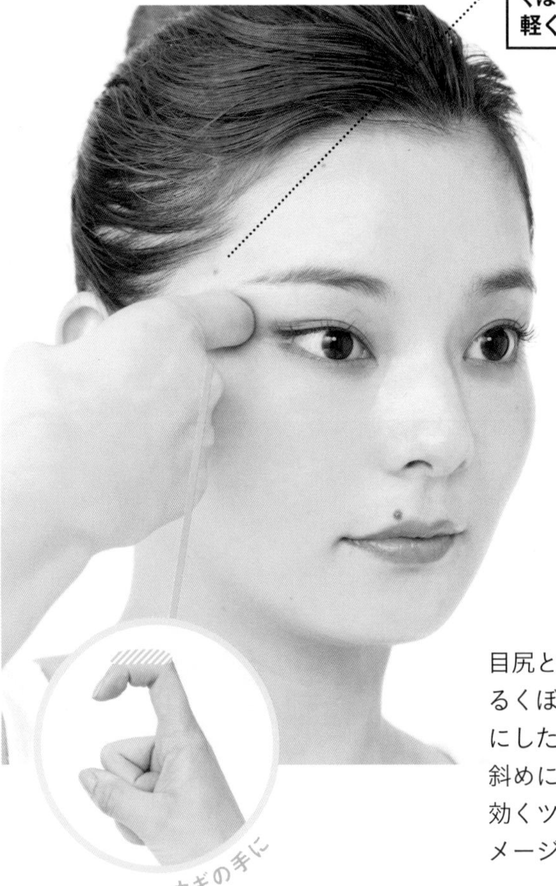

1 人さし指をカギにして目尻に当てる

目尻と眉尻の間の少し外側にあるくぼみに、曲げてカギの状態にした人さし指を当てる。やや斜めに引き上げる。目の疲れに効くツボ「太陽」を押さえるイメージ。

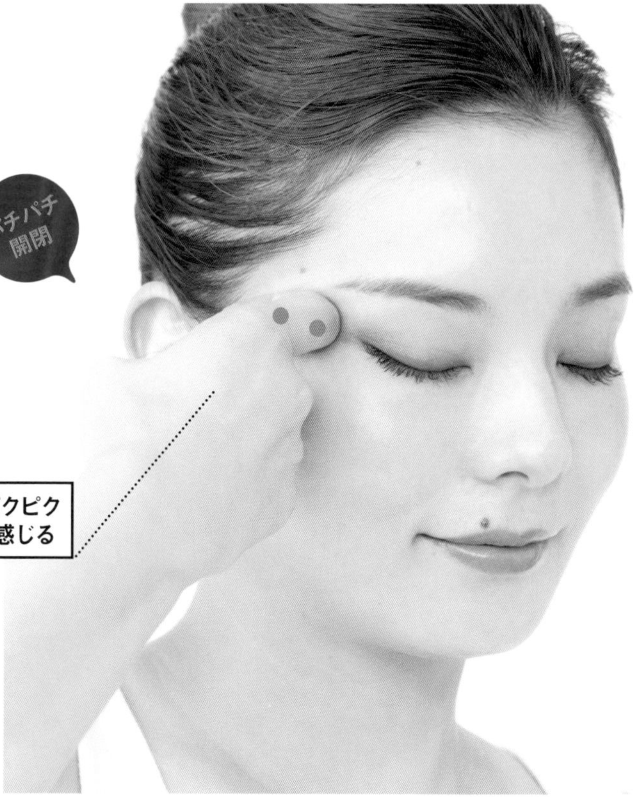
パチパチ
開閉
Point!
筋肉がピクピク
動くのを感じる

2

圧をかけたまま 目をしっかり 開け閉じする

1カ所
10回

筋肉をとらえ、斜めに引き上げて圧をかけた状態でまばたきをする。目を大きく開け、しっかり閉じること。人さし指で筋肉の動きを感じて。反対側も同様に行う。目尻のシワが気になる部分を2〜3カ所位置を変えて押さえる。

眉間のシワ

目が疲れると力が入る額や眉のこりをほぐして改善

集中して作業をすると頭がこり、前頭筋が硬直。さらに目が重いと無意識に皺眉筋に力が入るので、この2カ所をゆるめます。

Point!

骨を感じながら圧をかける

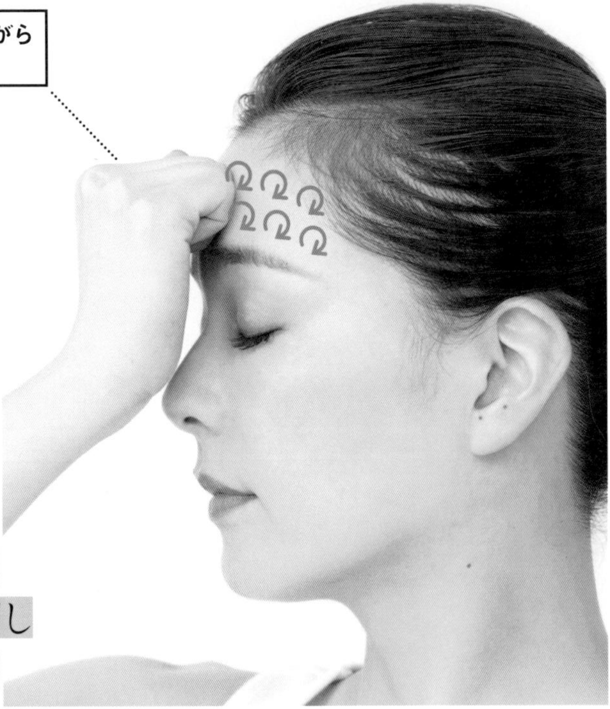

1 額にこぶしの平らな面を押し当ててほぐす

かたくなった前頭筋をほぐす。こぶしの平らな面を額に当て、骨を感じるくらい押し当てて圧をかける。小さく外方向に円を描きながら、まんべんなくほぐす。

1カ所 5回

2 眉の筋肉を指でつまみ上、外へ動かす

親指と人さし指で眉頭の皺眉筋をつまむ。上方向に10回、外方向に10回動かす。さらに円を描くように内・外回しを10回行う。位置をずらし眉山も同様に行う。逆側も同様に。

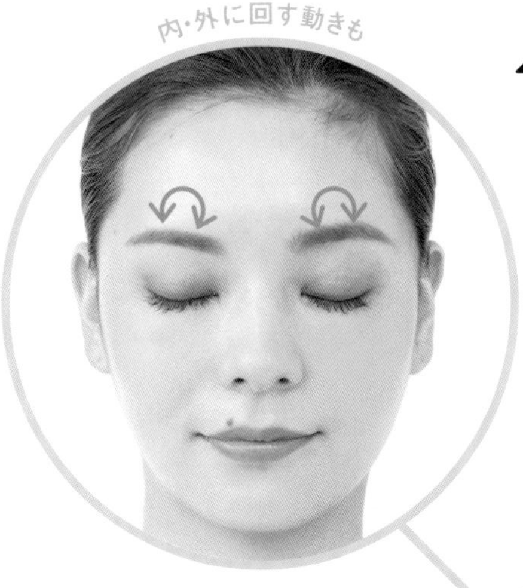

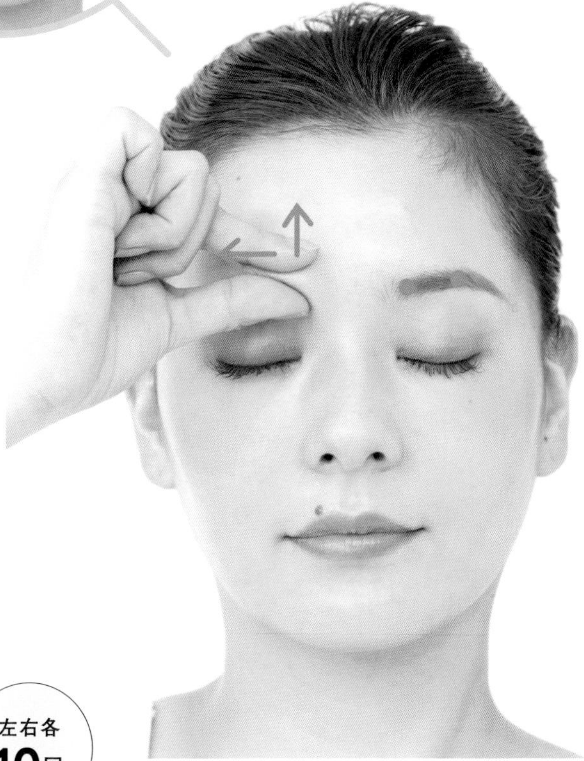

左右各
10回

目の乾き

目元をリラックスさせ、涙の分泌を促して乾きを予防

目のうるおいは、涙と、まつ毛の生えぎわにあるマイボーム腺から分泌される脂で保たれています。生えぎわの血流をよくして改善。

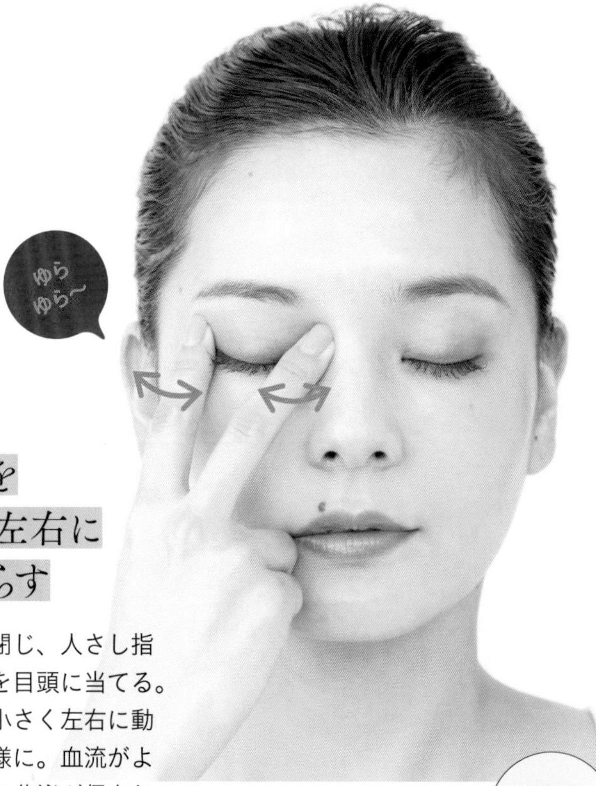

目頭と目尻を指で押さえ左右にゆらゆらゆらす

しっかりと目を閉じ、人さし指を目尻に、中指を目頭に当てる。力は入れずに、小さく左右に動かす。逆側も同様に。血流がよくなり、涙と脂の分泌が促されます。

左右各
30回

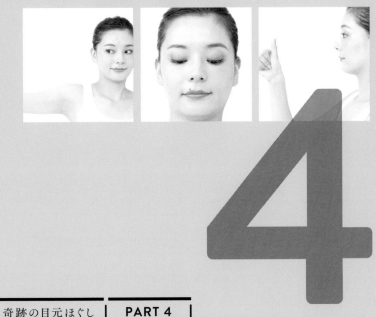

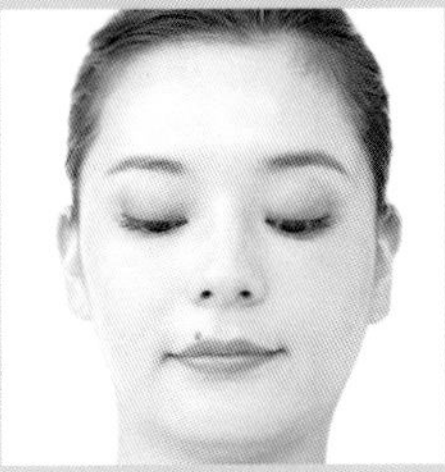
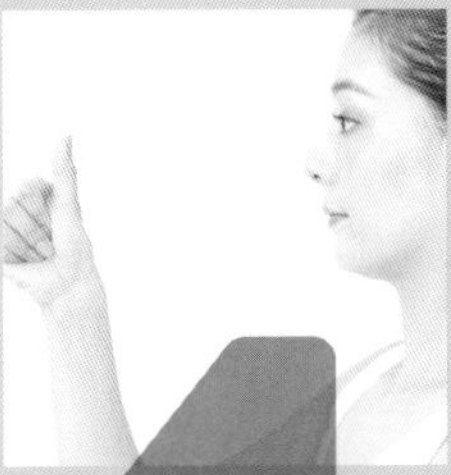

4

奇跡の目元ほぐし | PART 4

見る力を高める眼球体操

PART 4

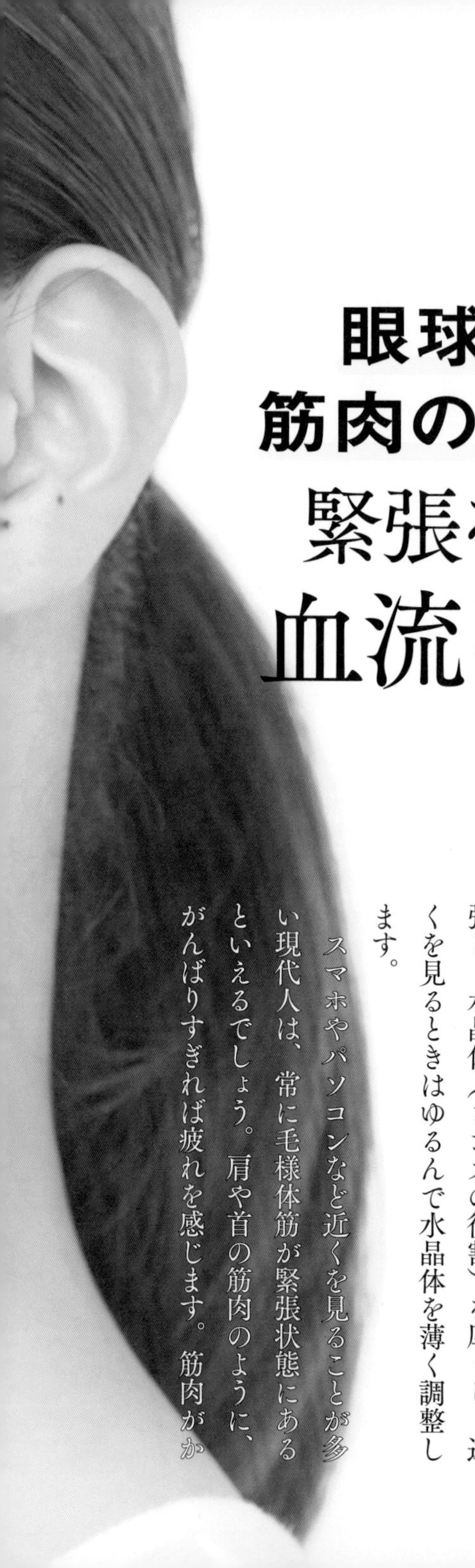

眼球を動かす筋肉のこりをほぐし緊張をゆるめて血流をよくする

目には眼輪筋のほかに、筋肉があるのをご存じですか？「見る」行為のために必要なのが、毛様体筋《もうようたいきん》（内眼筋《ないがんきん》）と外眼筋《がいがんきん》です。遠くの景色を見たり、手元の本を読んだり、眼球のレンズのピントを合わせるために使われるのが毛様体筋と呼ばれる、眼球内の眼筋です。毛様体筋は近くを見るときに緊張し、水晶体（レンズの役割）を厚くし、遠くを見るときはゆるんで水晶体を薄く調整します。

スマホやパソコンなど近くを見ることが多い現代人は、常に毛様体筋が緊張状態にあるといえるでしょう。肩や首の筋肉のように、がんばりすぎれば疲れを感じます。筋肉がか

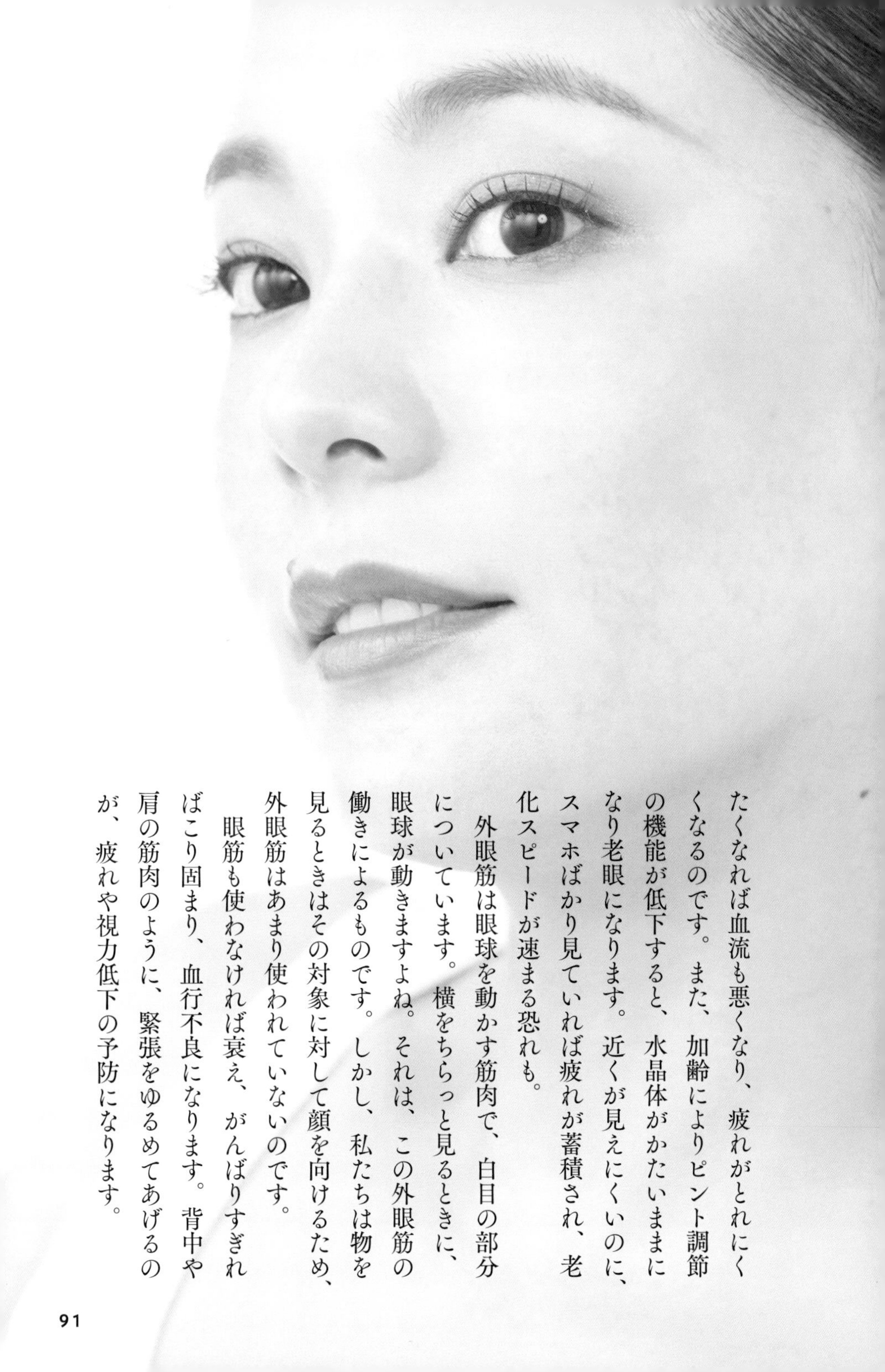

たくなれば血流も悪くなり、疲れがとれにくくなるのです。また、加齢によりピント調節の機能が低下すると、水晶体がかたいままになり老眼になります。近くが見えにくいのに、スマホばかり見ていれば疲れが蓄積され、老化スピードが速まる恐れも。

外眼筋は眼球を動かす筋肉で、白目の部分についています。横をちらっと見るときに、眼球が動きますよね。それは、この外眼筋の働きによるものです。しかし、私たちは物を見るときはその対象に対して顔を向けるため、外眼筋はあまり使われていないのです。

眼筋も使わなければ衰え、がんばりすぎればこり固まり、血行不良になります。背中や肩の筋肉のように、緊張をゆるめてあげるのが、疲れや視力低下の予防になります。

目を動かす筋肉も疲れています

スマホやパソコンの画面を正面から眺めていることが多いため、眼球を動かす外眼筋は運動不足で衰える一方。ピント調節を担う毛様体筋も、近くばかり見ていると緊張状態が続きます。

眼筋の運動不足や緊張を改善するには、ふだんしない動きをとり入れるのがおすすめ。偏った使い方をせず、まんべんなく眼球を動かして。

ただし眼球はとてもデリケート。ゆっくりやさしく動かしてください。

近くばかり見ていると

毛様体筋が緊張状態に

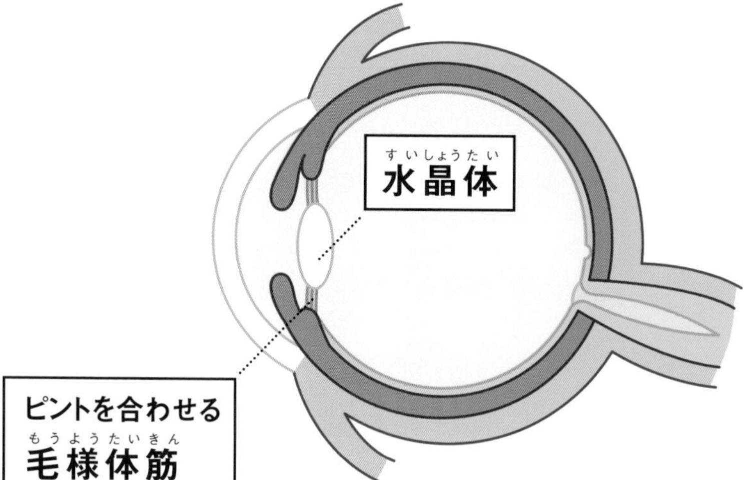
水晶体《すいしょうたい》
ピントを合わせる
毛様体筋《もうようたいきん》

一点を凝視していると

外眼筋が衰える

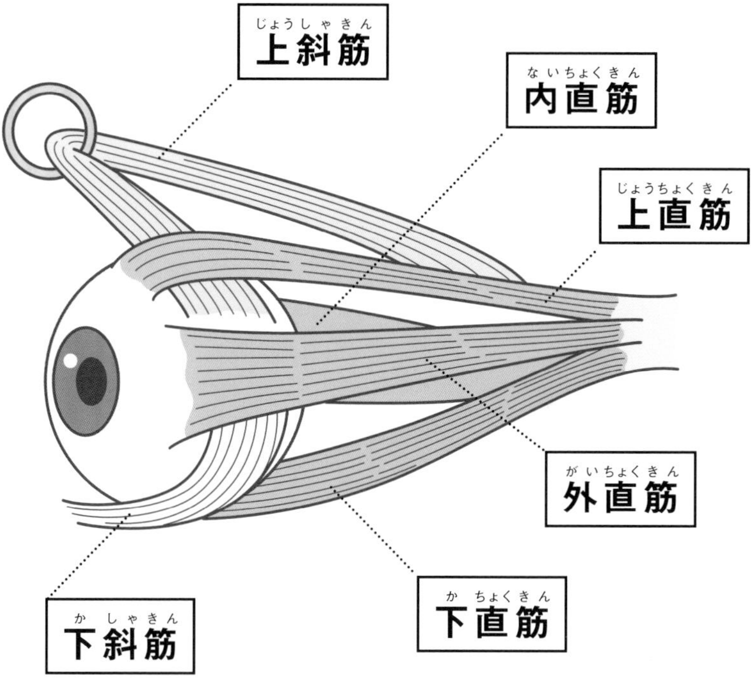

上斜筋《じょうしゃきん》
内直筋《ないちょくきん》
上直筋《じょうちょくきん》
外直筋《がいちょくきん》
下直筋《かちょくきん》
下斜筋《かしゃきん》

眼球を動かす6つの筋肉を総じて外眼筋と呼びます。
眼球はやや外側を向いているため、正面を向くために
内直筋ががんばっています。

毛様体筋の緊張をほぐす

眼球体操

近くにピントを合わせるとき毛様体筋は収縮するため、スマホを見すぎると常に緊張状態に。遠くを見てリラックスさせて。

遠近ストレッチ

遠くと近くを交互に見ることで、毛様体筋のこりをほぐします。眼球はゆっくりやさしく動かして。

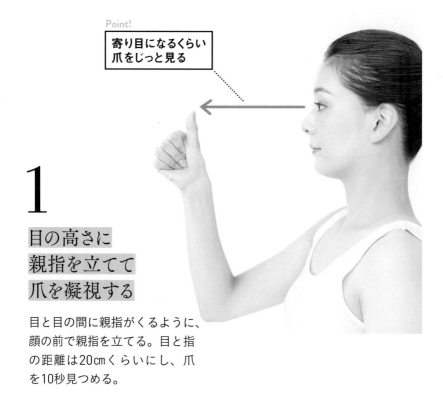

Point!

寄り目になるくらい
爪をじっと見る

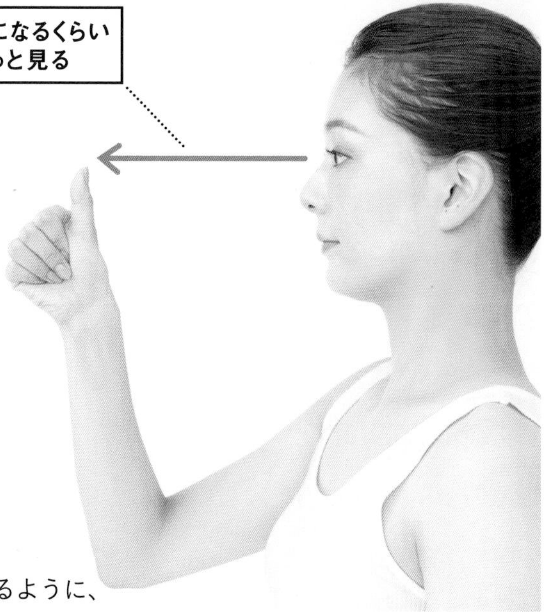

1

目の高さに
親指を立てて
爪を凝視する

目と目の間に親指がくるように、顔の前で親指を立てる。目と指の距離は20㎝くらいにし、爪を10秒見つめる。

Point!

視線が下がらないよう
親指は目の高さに

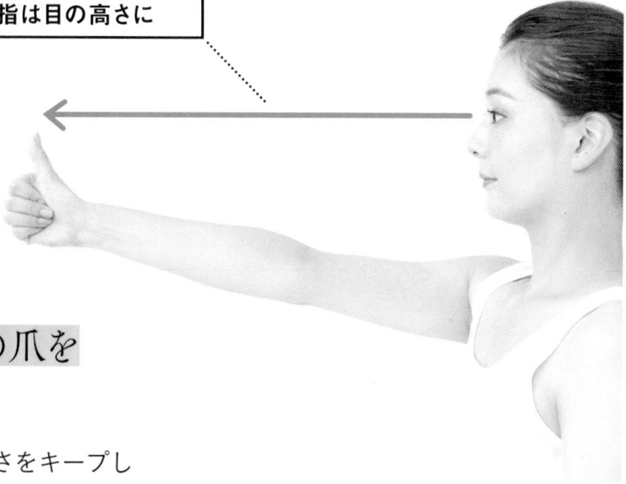

2

腕を伸ばし 遠くの親指の爪を 凝視する

親指は目と同じ高さをキープしたまま、腕をぐっと伸ばす。爪を10秒じっと見つめる。視線が下がらないようにしましょう。

Point!

親指の延長線上に
目標物を定める

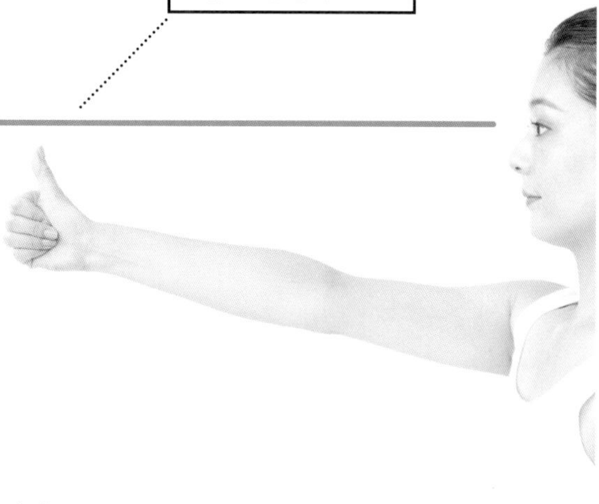

3

親指より遠くに 目標物を定め それを凝視する

さらに遠くを見るために、親指よりも2〜3m先に目標物を決める。窓の外でもOK。室内の場合でもなるべく距離をとって。

1〜3を
5回
くり返す

衰えた**外眼筋**を鍛える

眼球体操

眼球だけを動かすことで外眼筋を鍛えます。目はデリケートなので勢いよく動かさず、ゆっくり動かすことを常に心がけて。

上下・左右運動

顔は正面を向いたまま、眼球だけを動かして上下、左右を見る運動。外眼筋の動きを意識して行って。

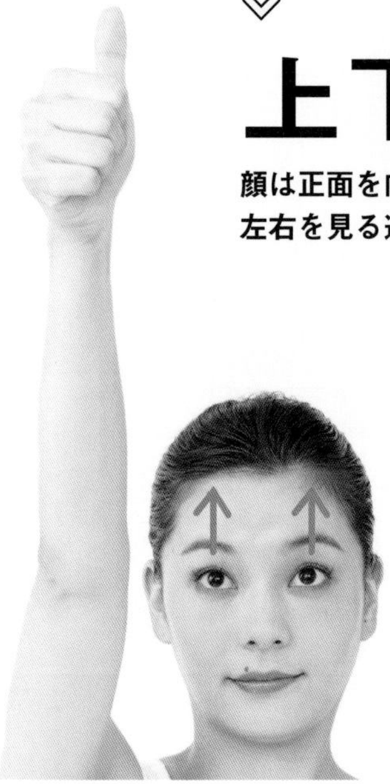

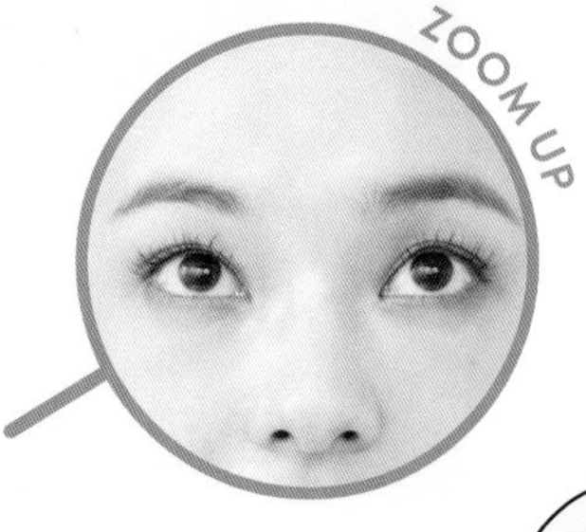

10回

Point!

**顔は正面のままで
眼球だけが動くように**

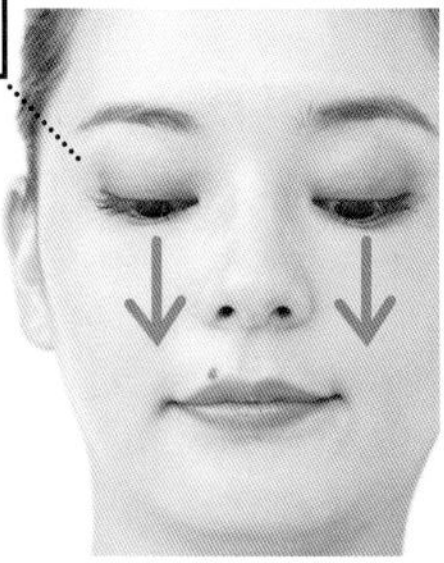

1 親指を目だけで追って上下を交互に見る

顔の前で腕をまっすぐ伸ばし、親指を立てる。腕をゆっくりと上げ、親指を目で追う。ゆっくりと正面に戻してから、腕を下げ、親指を目で追う。

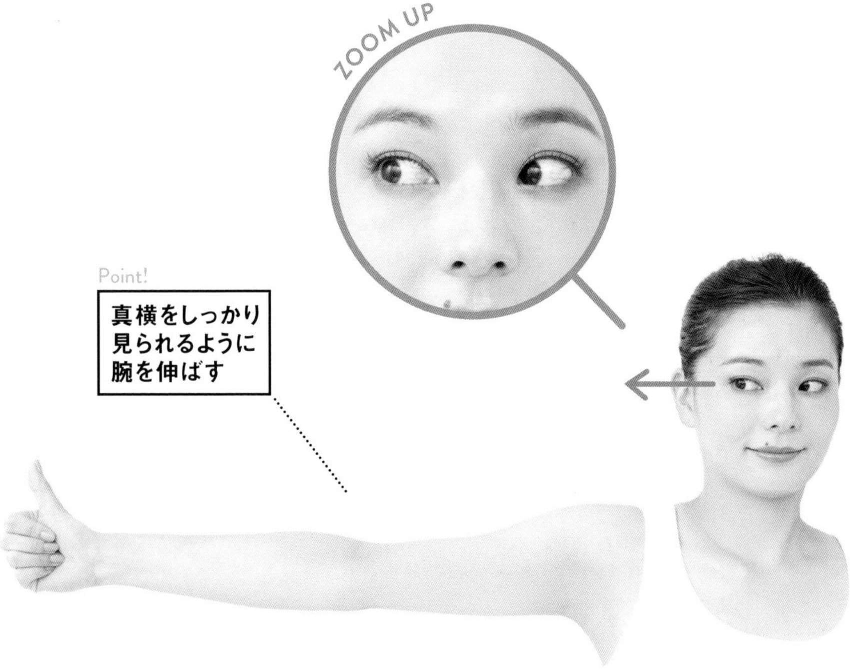
ZOOM UP
Point!
真横をしっかり
見られるように
腕を伸ばす

2

真横に腕を伸ばし
目だけで
左右を交互に見る

顔の前で腕を伸ばし、親指を立てる。ゆっくりと腕を右に動かし、目だけで追う。正面に戻してから、左へ。

10回

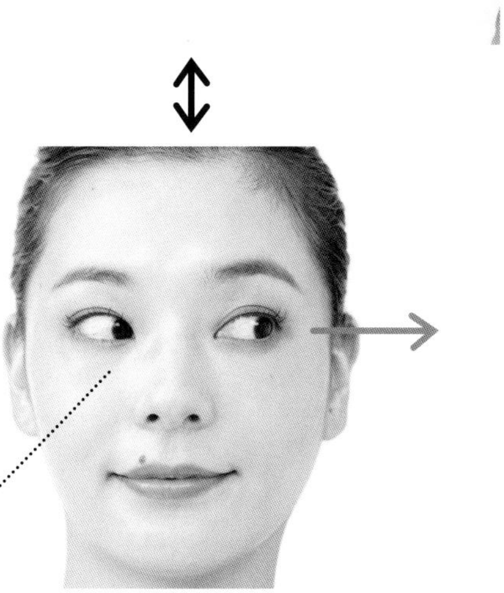
Point!
顔は動かさず
目だけで追う

衰えた外眼筋を鍛える眼球体操

360度回転

まんべんなく外眼筋を鍛えるために、ぐるりと1周動かします。ゆっくり動かし、眼輪筋のこりもほぐして。

親指を立てた腕で
体の前に円を描き
目だけで追う

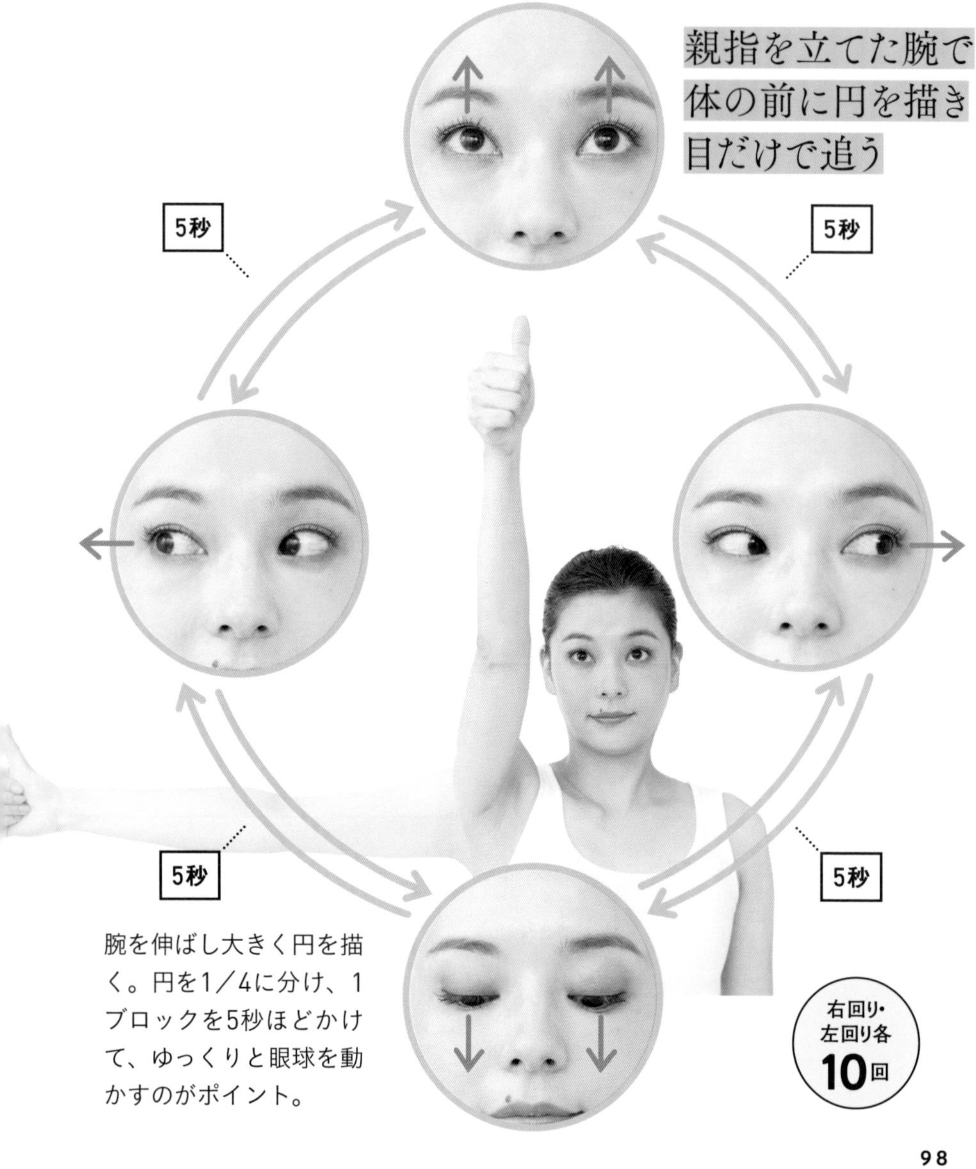

腕を伸ばし大きく円を描く。円を1／4に分け、1ブロックを5秒ほどかけて、ゆっくりと眼球を動かすのがポイント。

こった外眼筋をゆるめる

眼球&舌回し

口の周辺にある口輪筋《こうりんきん》は眼輪筋とつながっているので、舌を回すことで刺激され、血流がよくなりほぐれやすい。

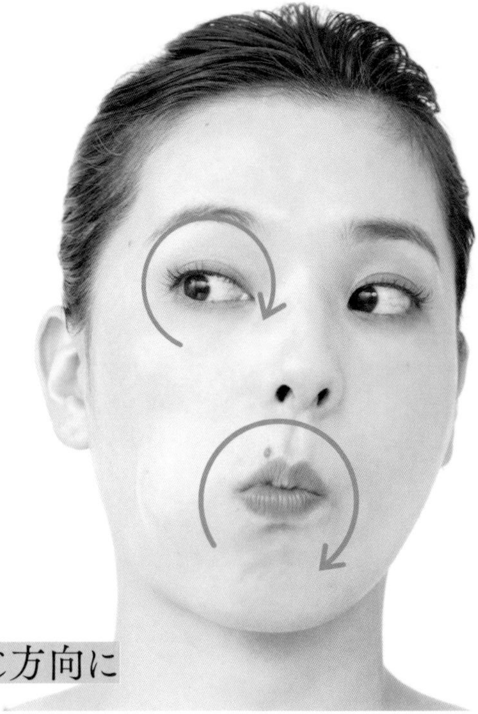

眼球と同じ方向に口の中で舌を回す

左回り・右回り各**10**回

顔は正面を向いたまま、眼球と舌を回す。舌は唇と歯ぐきの間に入れ、舌先でほおの裏側もしっかりと刺激を与える。1周10秒を目安にゆっくりと回して。

村木式

「目元ほぐし」Q＆A

Q どのくらい続ければ効果が出ますか？

A

1回のケアでも目元が軽くなったと感じるはずです

村木式メソッドは、1回で効果を感じられるものがほとんどです。まぶたのたるみやクマなど見た目の疲れを解消するには、継続してケアすることも大切です。

Q 目元ほぐしはいつ行うのがいいですか？

A

仕事の休憩時間や、目が疲れたと感じたときに行って

パソコンを使う場合は、できれば1時間に10分ほど休憩をとるのが理想です。そのときに目元ほぐしを行うとすっきりしますし、疲労の蓄積が予防できます。

Q 目の奥が痛いのですが、やってもいい？

A

激しい痛みが続く、視界がぼやけるときは眼科へ

いつもとは違う痛みを感じたら、眼科を受診してください。目の病気は気づきにくいもの。少しでも違和感を覚えたら、「目元ほぐし」はせずに医師に相談を。

Q 耳の穴に指が入らないのですが……

A

親指が入らなければ、人さし指や中指を使ってみて

耳がこっていると、親指が入りにくいかもしれません。そのときは細い指を使いましょう。爪は必ず短くし、耳を傷つけないようにしてください。

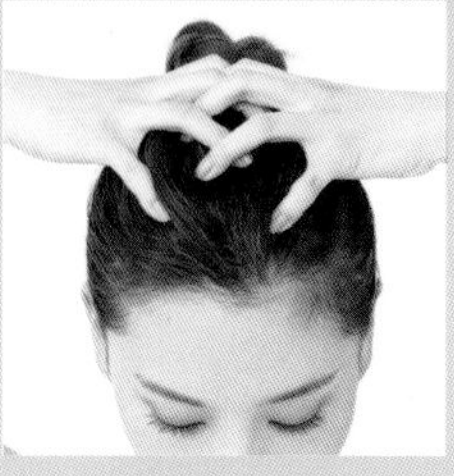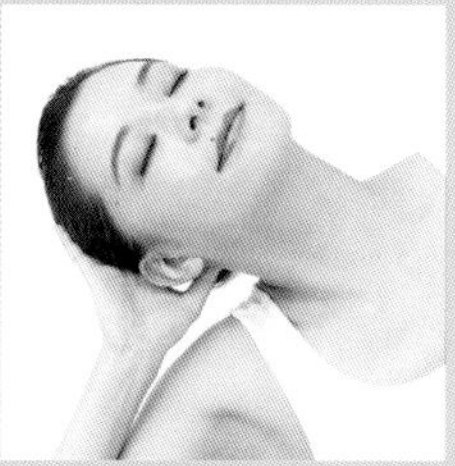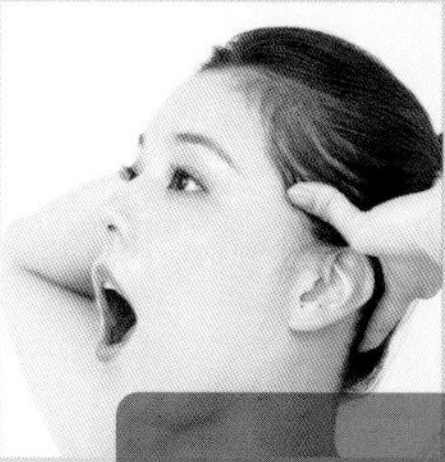

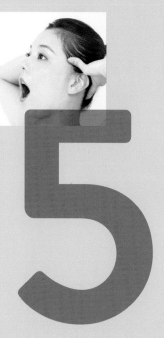

5

PART 5

頭ほぐしで 目元の疲れ、くすみを解消

PART 5

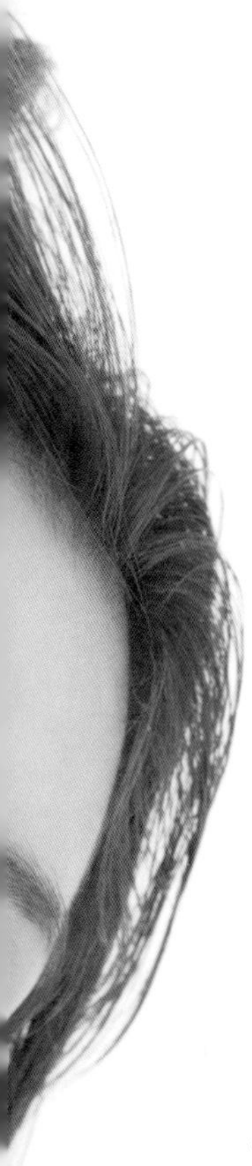

目元の疲れがダイレクトにあらわれる

頭部のこりをほぐしてすっきり

目元と頭のこりは密接に関連しています。特に首と頭の境目にある後頭《こうとう》下《か》筋群《きんぐん》と呼ばれる小さな筋肉が集まった部分は、目の動きと連動しているので、目を酷使すると働きすぎてカチコチになってしまいます。

後頭部が緊張してこり固まると、1枚の筋膜でつながっているほかの頭の筋肉も影響を受けます。後頭部から引っぱる力がなくなるので、前頭筋や側頭筋が固まって動かなくなり、次に使われないためにゆるみ始め、最終的に顔全体がたるんでしまうのです。

また、気をつけたいのが脳の疲れ。物を見るのは「目」ですが、目から入った情報は脳で処理をされて、ようやく認識できるのです。

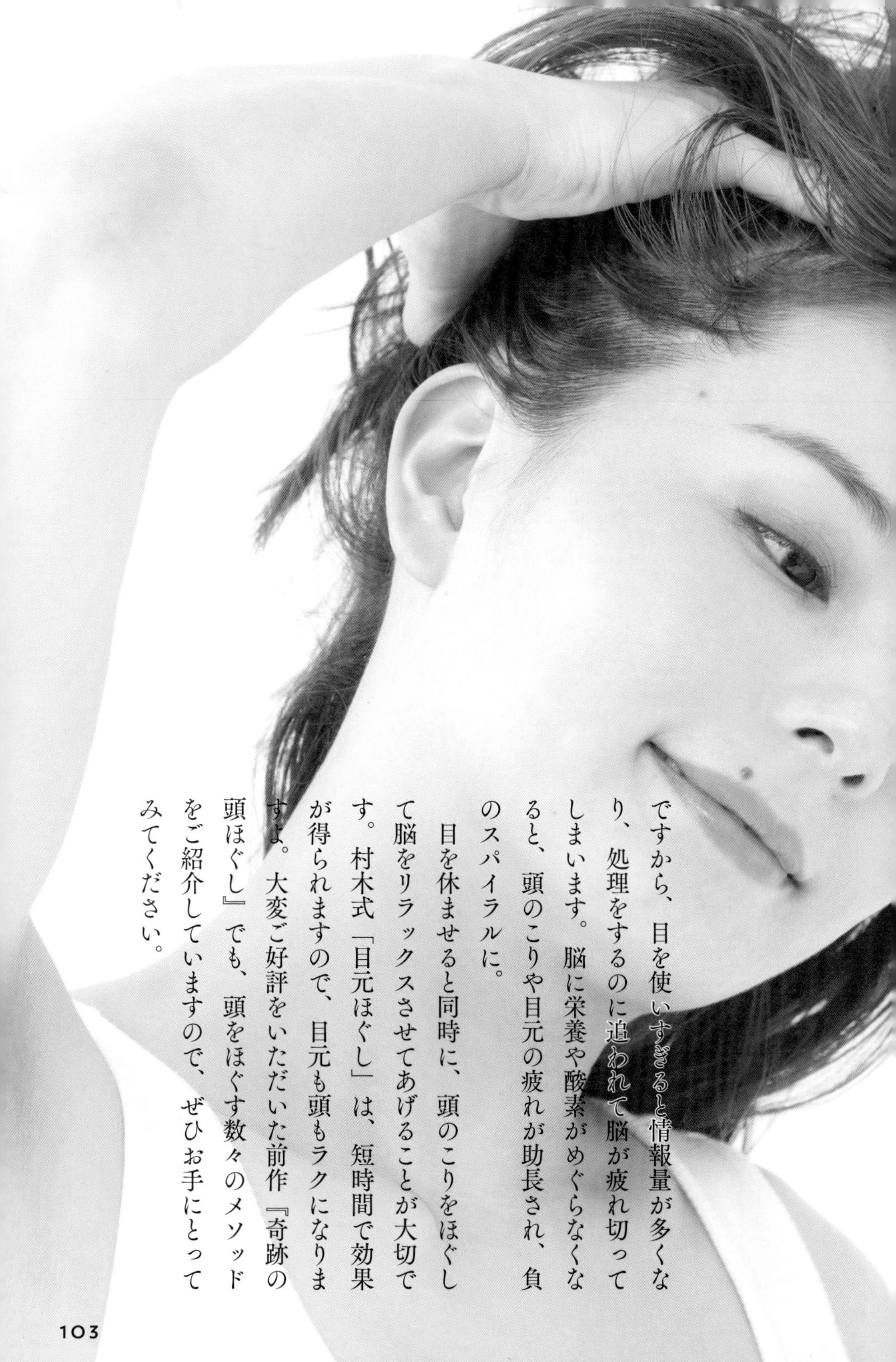

ですから、目を使いすぎると情報量が多くなり、処理をするのに追われて脳が疲れ切ってしまいます。脳に栄養や酸素がめぐらなくなると、頭のこりや目元の疲れが助長され、負のスパイラルに。

目を休ませると同時に、頭のこりをほぐして脳をリラックスさせてあげることが大切です。村木式「目元ほぐし」は、短時間で効果が得られますので、目元も頭もラクになりますよ。大変ご好評をいただいた前作『奇跡の頭ほぐし』でも、頭をほぐす数々のメソッドをご紹介していますので、ぜひお手にとってみてください。

目の使いすぎは
視覚を司る脳を疲労させ、頭のこりを助長します

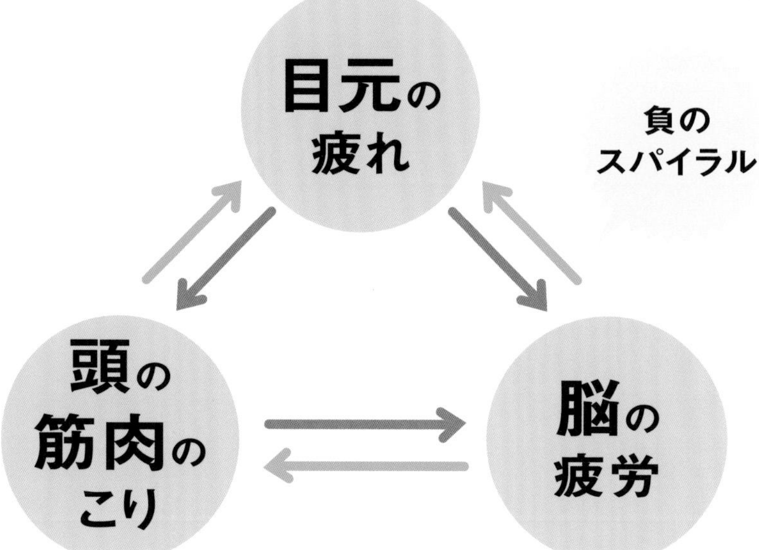

起きている間じゅう、目はフル回転で働いています。目元のこりは、特に頭のこりにすぐにつながります。

頭のこりは脳の疲労につながり、脳が疲労すると目元や頭のこりがさらに増します。

どれかひとつでも放っておけば、疲れがたまる一方です。

負の連鎖を断ち切るためにおすすめなのが、村木式「目元ほぐし」です。頭のこりがとれれば、全身がラクになりますよ。

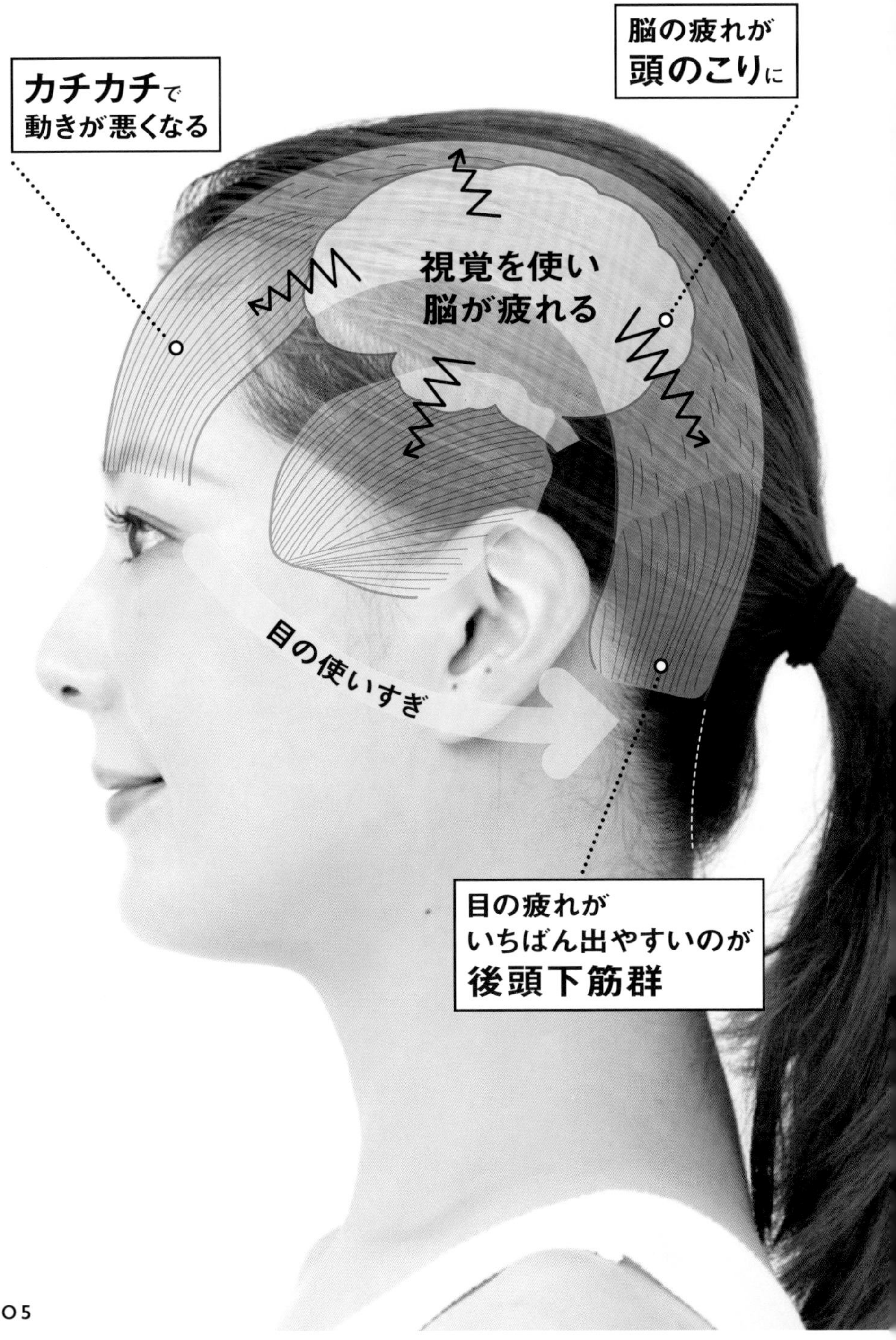

カチカチで
動きが悪くなる
脳の疲れが
頭のこりに
視覚を使い
脳が疲れる
目の使いすぎ
目の疲れが
いちばん出やすいのが
後頭下筋群

目元の疲れがじかに出る

「後頭筋」をほぐす

後頭下筋群は、頭のつけ根の奥にあります。手ではほぐしにくいので、まずは後頭筋の緊張をゆるめてあげることが大切です。

目元の疲れをとる後頭筋ほぐし1

こぶしでグリグリ

頭蓋骨にこびりついた筋肉をはがすイメージで、
後頭部をまんべんなくマッサージします。

Point!

骨に圧をかける
イメージで!

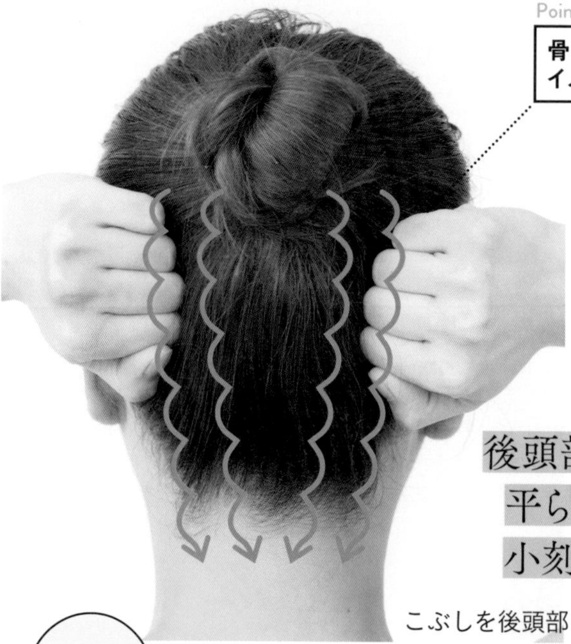

後頭部にこぶしの平らな面を当て、小刻みに動かす

こぶしを後頭部に当て、頭に対して垂直に圧をかける。1～2㎜ほど小さく動かしながら、上から下に移動。頭と首の境目まで行って。

1分

目元の疲れをとる後頭筋ほぐし2

筋膜ほぐし

筋肉が骨に付着する部分は、こりやすい場所。シャンプーするように頭皮をこすって、ゆるめます。

Point!

爪を立てず
指の腹を使う

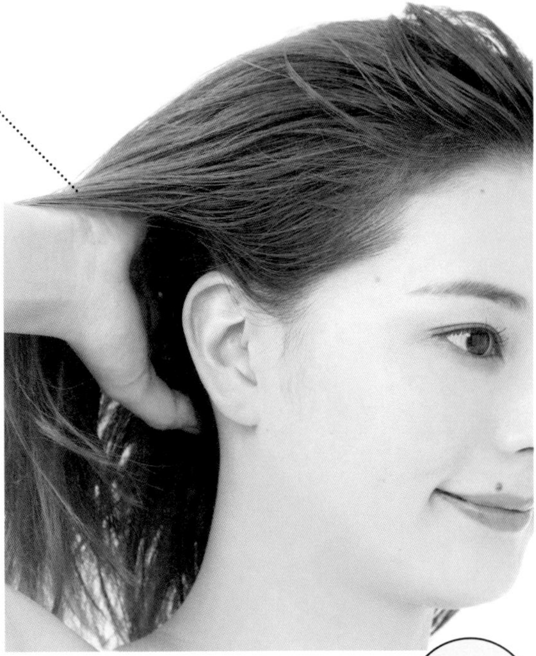

指の腹で後頭部の頭皮をジグザグにこする

手をパーの形にし、後頭部の頭皮に当てる。縦にジグザグと動かし、かたくなった筋肉をほぐす。かたいと感じる箇所は、重点的にゆるめてあげて。

1分

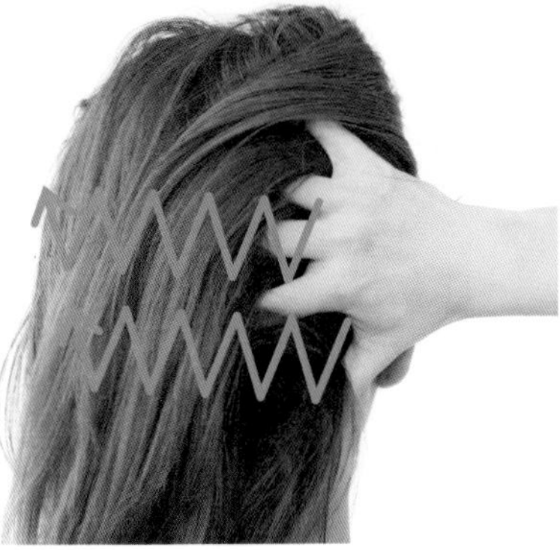

目元の疲れをとる後頭筋ほぐし3

はさみ寄せ

髪の生えぎわのかたくなった筋肉を両手ではさみ、ゆるめてあげます。頭と顔のむくみもとれて、シャープに！

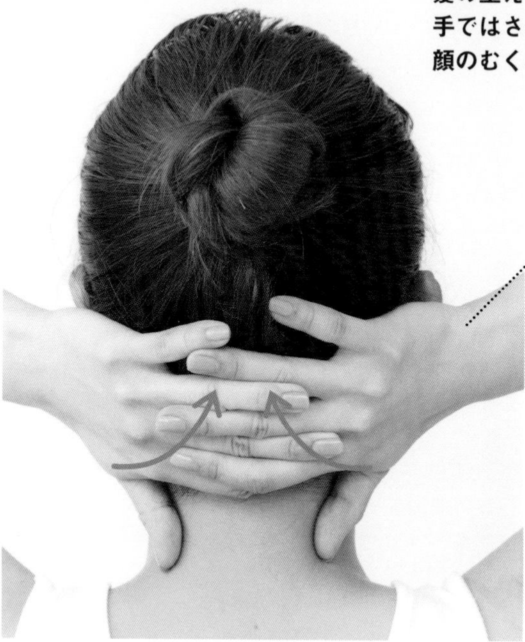

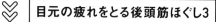

Point!

両端を中央に寄せる

後頭部で手を組み、両端の筋肉を寄せる

親指は首筋に沿わせて手を組む。軽くあごを上げ、手根部で後頭部の筋肉を真ん中に寄せるように圧をかける。横に広がった頭を縮めるイメージ。

30秒

Point!

口を軽く開けて脱力

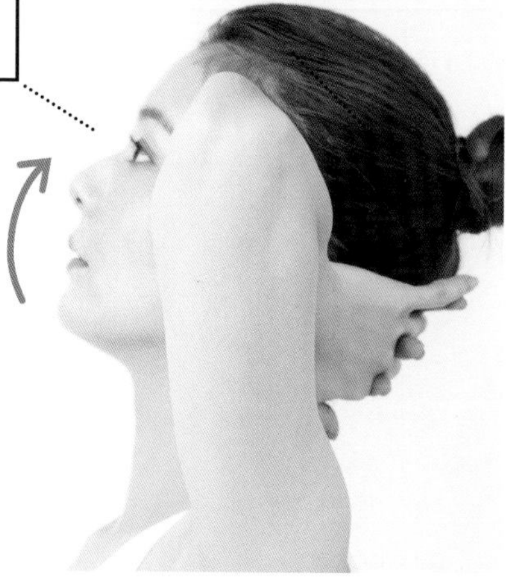

目元の疲れをとる後頭筋ほぐし4

親指プッシュ

目を動かす筋肉と連動している後頭下筋群に刺激を与えます。頭の重みを利用すれば、力が弱くてもほぐせる。

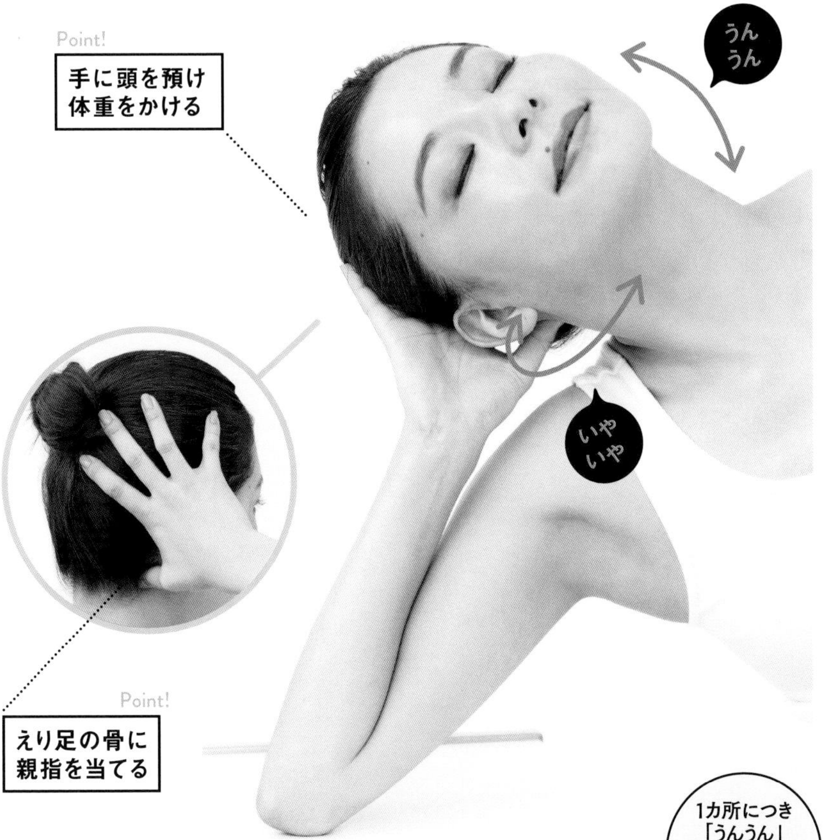
Point!
手に頭を預け
体重をかける
うん
うん
いや
いや
Point!
えり足の骨に
親指を当てる

1カ所につき
「うんうん」
「いやいや」を
3回

えり足に親指を引っかけ小さく首を振る

テーブルにひじをつき、頭と首の境目に親指を引っかける。指に体重をかけ、斜め上を向いて小さく「うんうん」「いやいや」と首を振る。位置を変えながらえり足全体を行って。

目元の緊張があらわれる

「側頭筋」をほぐす

目元ともつながりがある側頭筋は、疲れの影響を受けやすい場所。くいしばりやストレスも加われば、さらにこり固まります。

目元の疲れをとる側頭筋ほぐし1

あむあむほぐし

側頭筋の緊張をリセットし、筋肉の弾力をとり戻します。目尻のシワやたるみにも効果的。

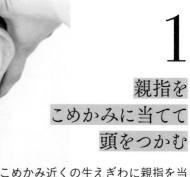

後ろはこう

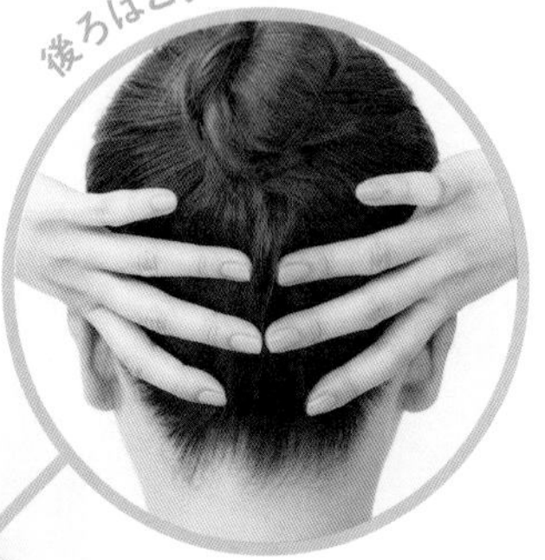

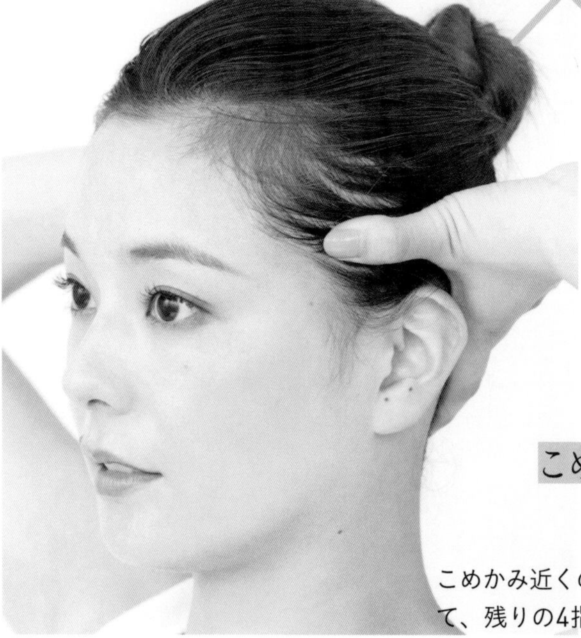

1 親指をこめかみに当てて頭をつかむ

こめかみ近くの生えぎわに親指を当て、残りの4指は後頭部に添えて固定。腕を上げるのがつらい人は、肩甲骨をほぐしてから行うといい。

2

側頭部を斜めに引き上げてから口を動かす

正面を向いたまま、親指で側頭筋を斜めに引き上げる。大きく口を開けて「あ」、口をすぼめて「む」と言いながら行う。位置を変えてくり返す。

1セット×
6回

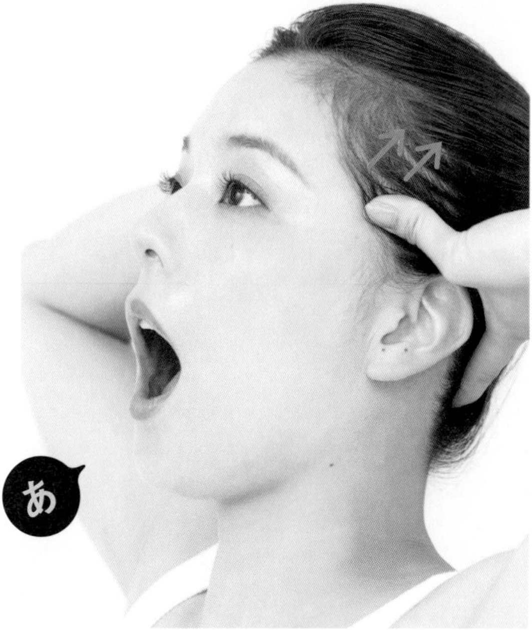

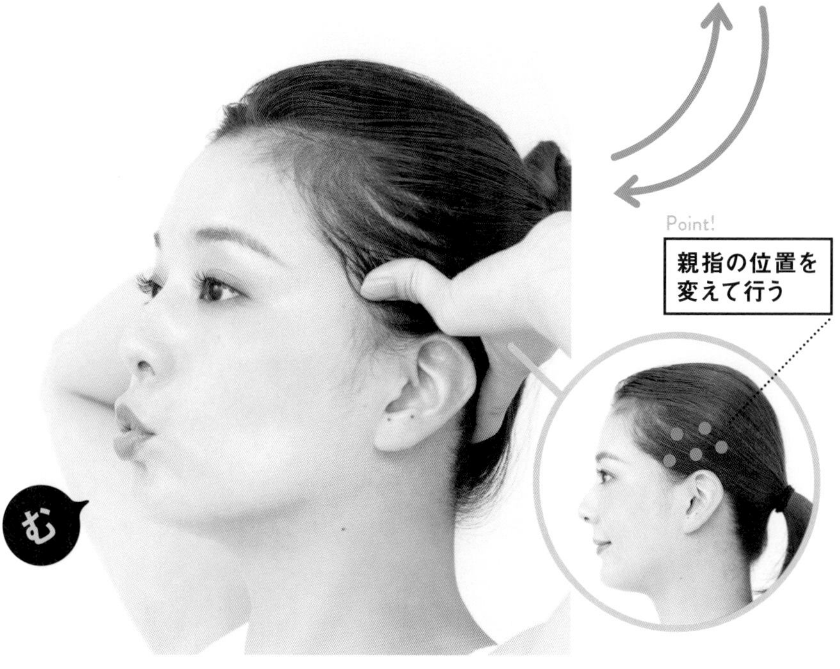

目元の疲れをとる側頭筋ほぐし2

耳まわりリセット

側頭筋がこってかたくなると、ほお骨が張り出してきます。位置を戻し、筋肉の緊張をゆるめてあげます。

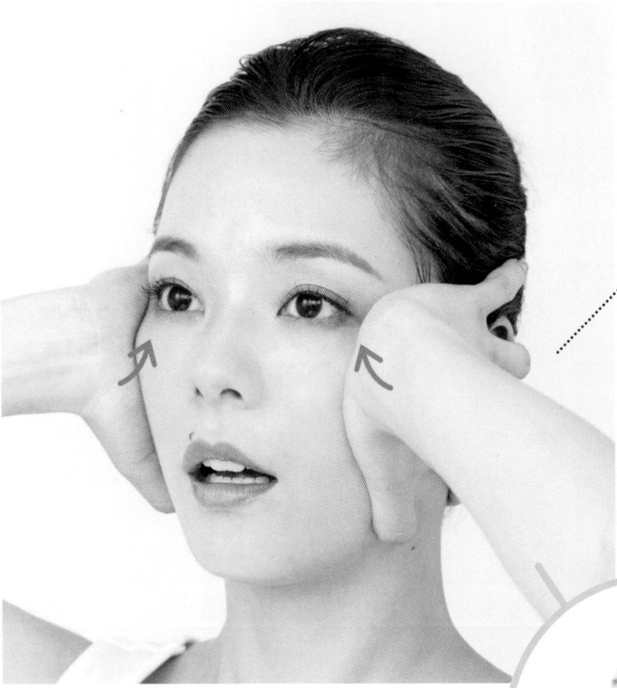

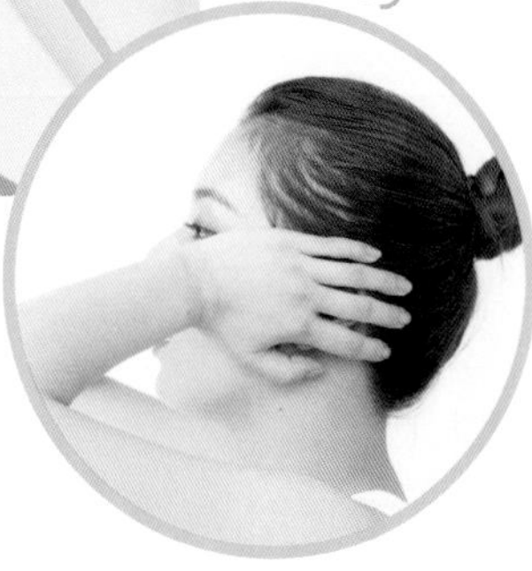

手のつけ根を
ほお骨に当て
ゆっくり押し込む

ほお骨の上に手根部がぴたっとはまるように当てる。口をぽかんと開け、出っ張ったほお骨を内側に押し込むようにじんわりと圧をかける。

10秒×
3回

目元の疲れをとる側頭筋ほぐし3

頭皮こすり上げ

耳上から頭頂部に向けて、頭皮をこすりながら引き上げます。心地いい刺激で、リラックス効果も。

Point!

**頭頂を越える
くらいまでこする**

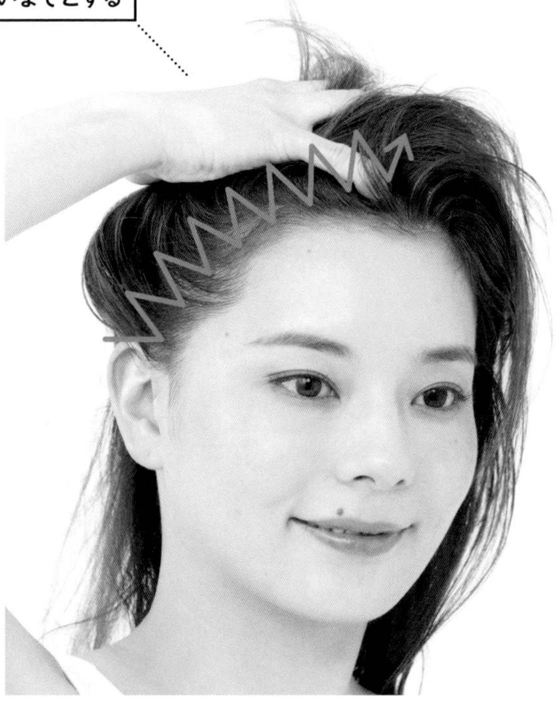

**左右各
5回**

横にジグザグ動かしながら頭皮をこする

手をパーの形にし、頭皮に指の腹を当ててこする。耳上からスタートし、頭頂部の真ん中を越えた地点がゴール。逆側も同様に、下から上へこする。

脳の疲れがあらわれやすい

「帽状腱膜」をほぐす

考えごとが多い人は、頭頂部がこりやすいといわれています。
目と脳の疲れも伝わりやすいので、じっくりほぐしましょう。

目元の疲れをとる帽状腱膜ほぐし

筋膜はがし

帽状腱膜はその名のとおり「膜」。頭蓋骨から
筋膜をはがす気持ちで、指をこまかく動かして。

Point!
狭い幅で
ジグザグと
動かす

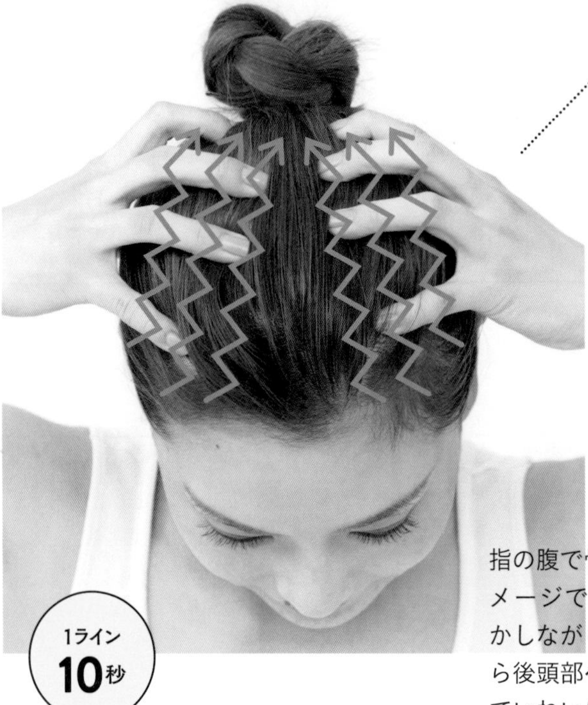

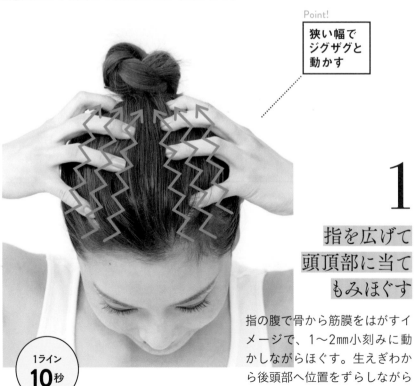

1ライン
10秒

1 指を広げて頭頂部に当てもみほぐす

指の腹で骨から筋膜をはがすイメージで、1～2mm小刻みに動かしながらほぐす。生えぎわから後頭部へ位置をずらしながらていねいにほぐす。

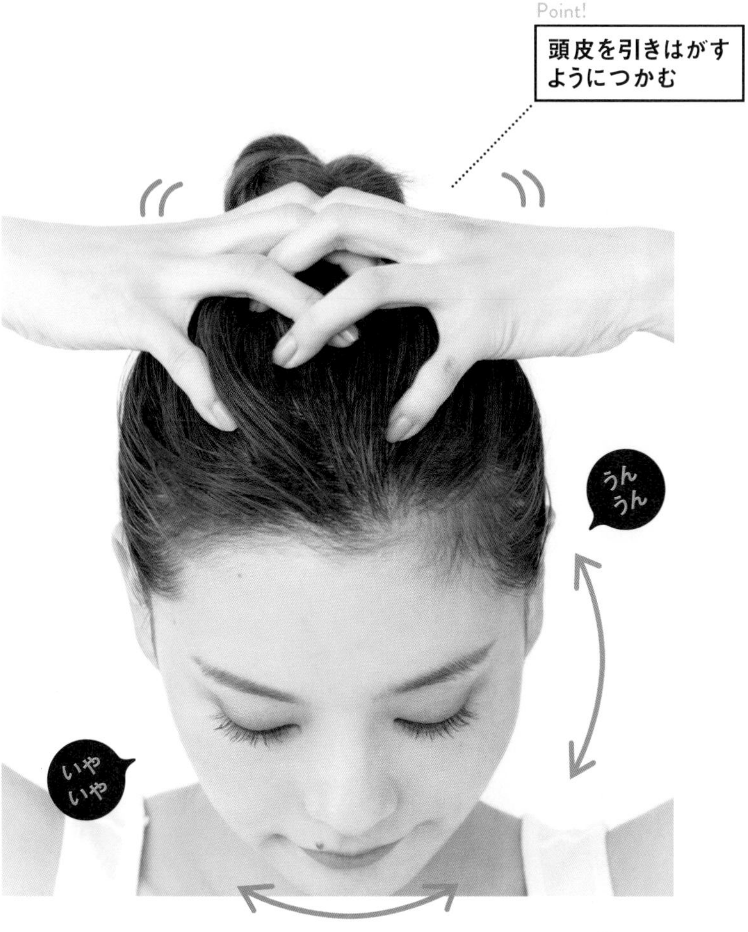
Point!
頭皮を引きはがす
ようにつかむ
うん
うん
いや
いや

2 両手で頭頂部をつかみ上げて刺激を与える

1カ所
10回

両手の指を交差させ、指の腹を頭皮に当てる。ボールをつかむ要領で、骨から筋膜をつかみ上げ中央に寄せる。つかんだまま、首を「うんうん」「いやいや」と振る。頭頂部でつかむ位置を3カ所ほど変えて、同様に行う。爪を立てないように注意して。

頭ほぐしの仕上げに

かき上げリンパ流しをプラス

耳のまわりと首にはリンパがあるので、流してあげるとむくみや疲れがとれてスッキリ！　いつでもできる簡単ケアです。

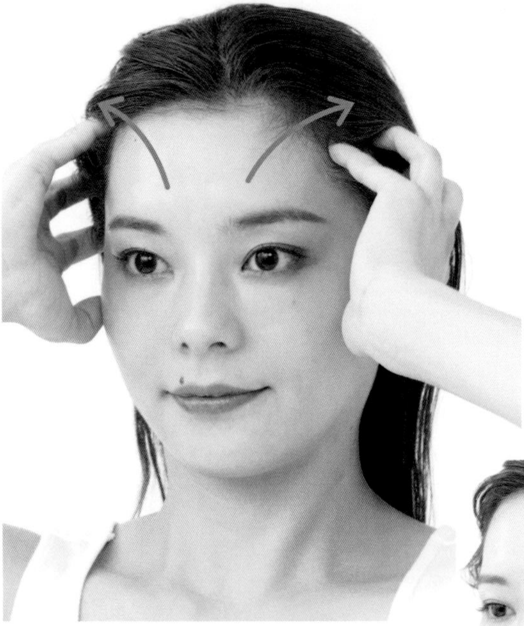

生えぎわから耳の後ろを通り鎖骨まで流す

指を軽く開き、こめかみあたりの生えぎわに当てる。頭皮をなでるようにすべらせ、耳後ろを通り、首→鎖骨へと流す。仕事の合間でもできる。

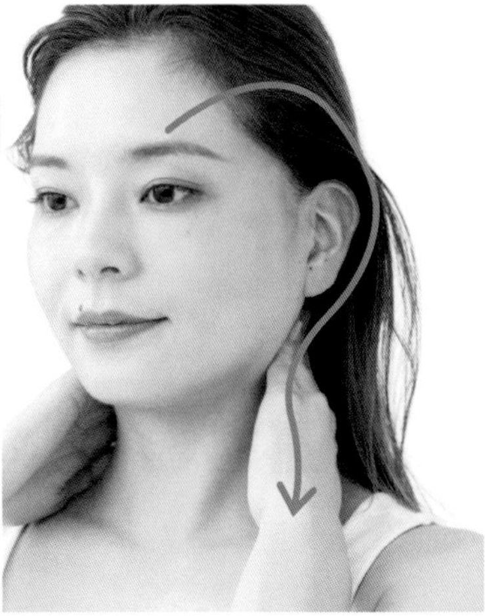

5回

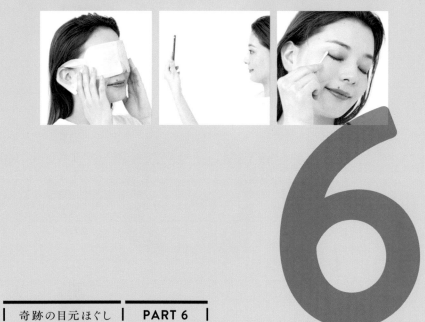

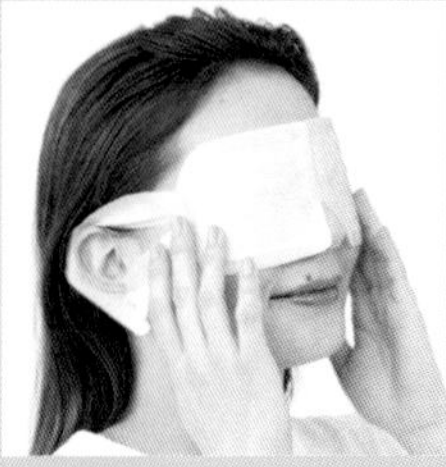 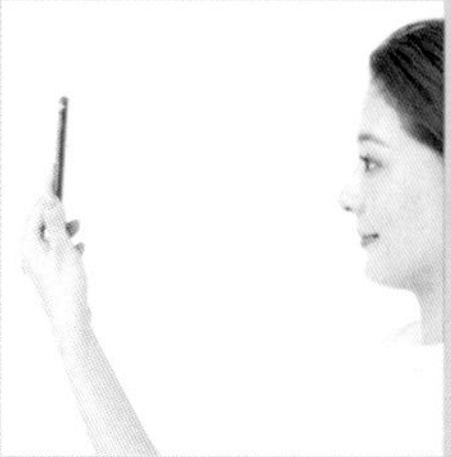 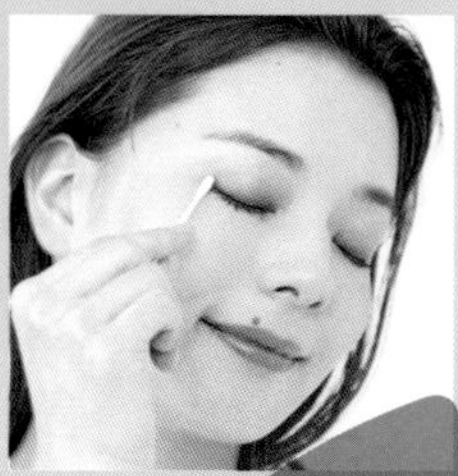

6

奇跡の目元ほぐし | PART 6

目にやさしい村木式習慣

PART 6

目元の疲れを予防する
ちょっとした心がけを紹介します

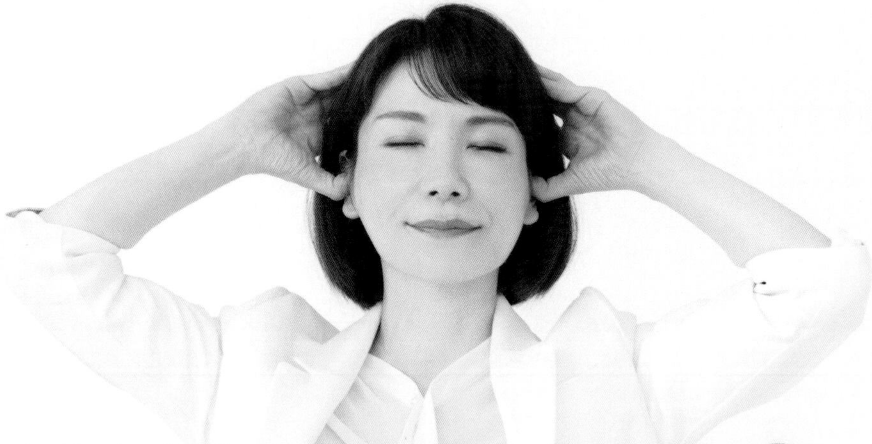

私たちは常に物を見ているため、目は休まるときがありません。作業に集中すると目元に力が入り、まばたきも忘れがちです。疲れ目対策には、こまめに目を休めることが一番ですが、目元を疲れさせない生活を意識することも大切です。疲れが蓄積されると、ほぐすにも時間がかかります。

そこで、私が続けている目元が疲れにくくなる生活習慣をご紹介します。目元で印象が左右される今だからこそ、元気な目元をキープしたいですね。

心がけ
01

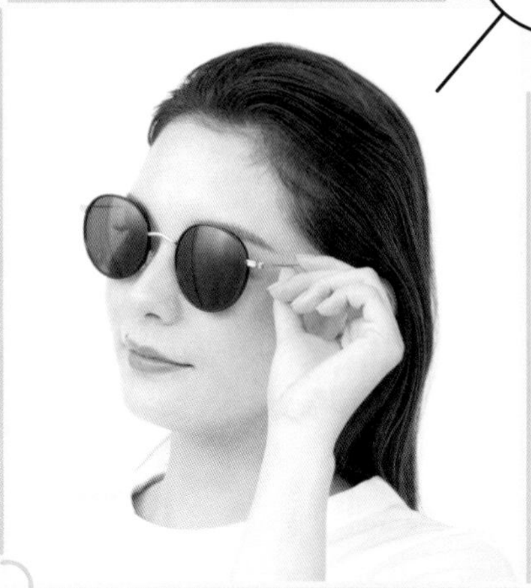

紫外線から目を守るために外出時はサングラスをかける

紫外線は目の健康に大きなダメージを与えます。シワのもとにもなるので、目元のUVカットは一年中必須です。大きめのUVカットレンズのサングラスでカバー。春夏は日傘もプラスします。

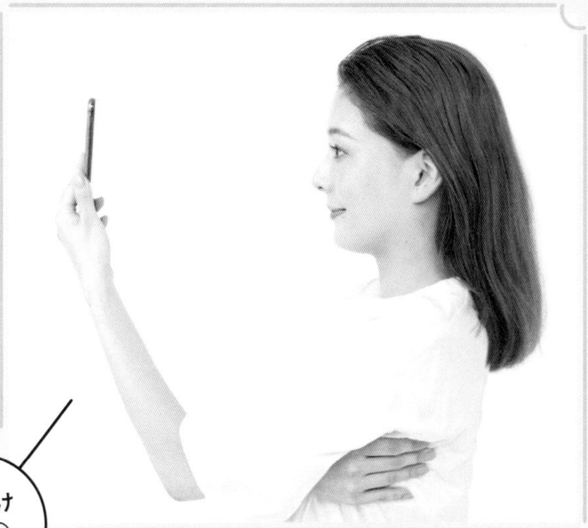

心がけ
02

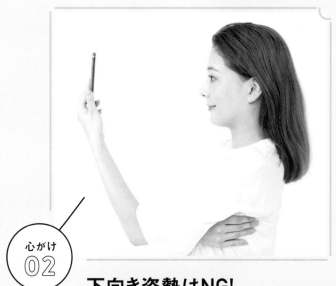

下向き姿勢はNG! スマホは目の高さに構える

猫背になると、肩、首、頭がこり、目元の疲れだけでなく顔のたるみにもつながります。目線が下がらないよう、スマホを構える高さにも注意！

心がけ
03

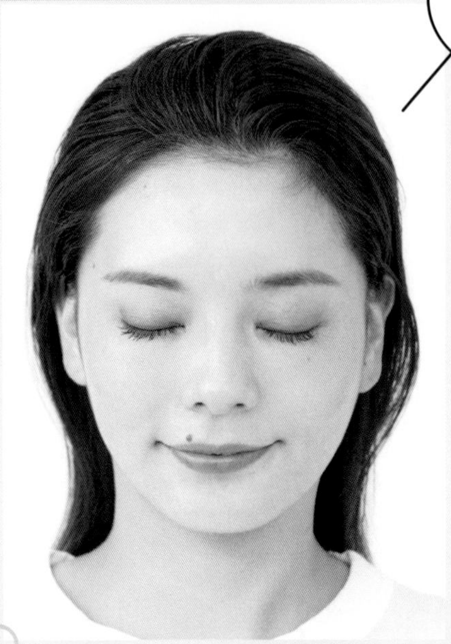

乾きを防ぐには、しっかりと目を閉じてまばたきをする

スマホなどを凝視してまばたきが減ることが、ドライアイや疲れ目の原因のひとつ。意識してしっかり目を閉じてまばたきを。目を保護する脂を出すマイボーム腺が刺激され、ドライアイも改善。

心がけ
04

室内は目にやさしい照明にする

青白くまぶしいと感じる照明は、目の疲れの原因に。寝室やリビングなどは、あたたかみのあるオレンジ系の照明をセレクト。スマホやパソコンはブルーライトカットのフィルムをつけて夜は画面を暗めにする設定にし、目になるべく刺激を与えないように工夫しています。

心がけ
05

ホットアイマスクで目の緊張をゆるめる

目元のこりをほぐすには、約40度で5〜10分温めるのが効果的。一定の温度を保ってくれる使い捨てのアイマスクを愛用しています。レンジで温めてくり返し使える目元用のカイロもおすすめです。

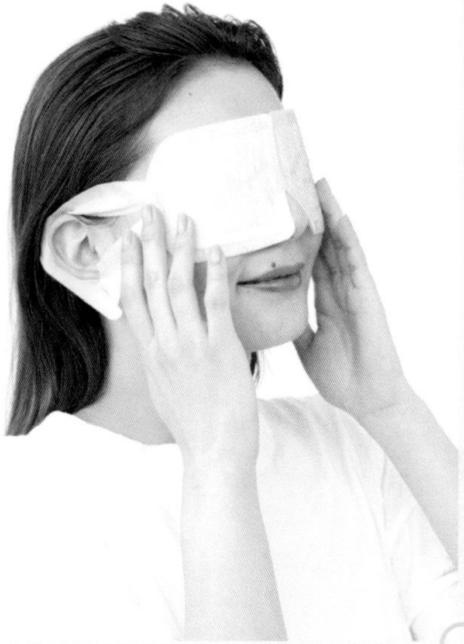

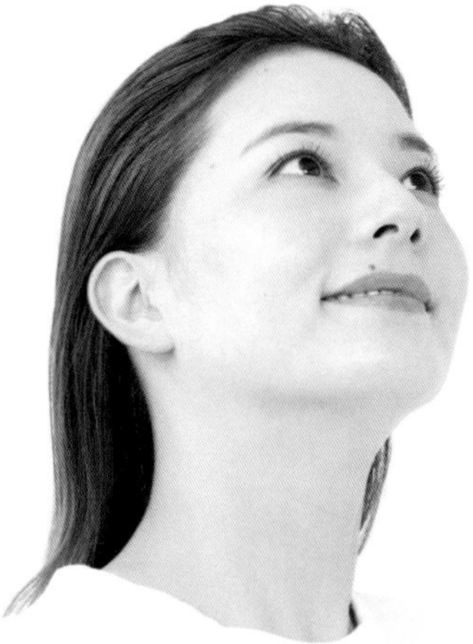

心がけ
06

仕事や家事で下向きになりがちなので、意識して上を向く

サロンで施術をするときは手元を見るので、どうしても顔や目線が下向きに。合間合間に上を向いて、首や肩、眼球の筋肉も動かすようにしています。

心がけ
07

おなかを温め、全身のめぐりをよくする

寝る前に電子レンジで温めるカイロや湯たんぽでおなかを温めます。全身がリラックスして血行がよくなり、目元もふっとゆるんできます。

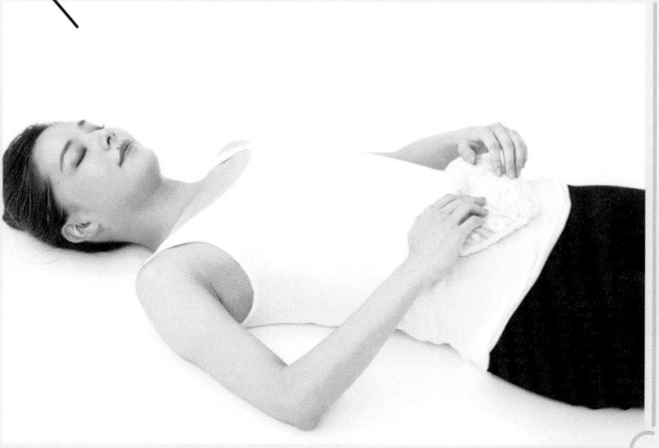

心がけ
08

寝る1時間前にはスマホをオフ

目元の疲れを回復するには、質のいい睡眠が大事。寝る前にブルーライトを浴びると眠りが浅くなるので、最低でも寝る1時間前にはオフしています。

心がけ
09

1日がんばった目に『ありがとう』と伝えて眠りにつく

寝るときにポジティブなことを考えると、幸せホルモンが分泌されぐっすり眠れます。私はがんばってくれた目や体に「ありがとう」と感謝を伝えることを就寝前の習慣にしています。

心がけ
10

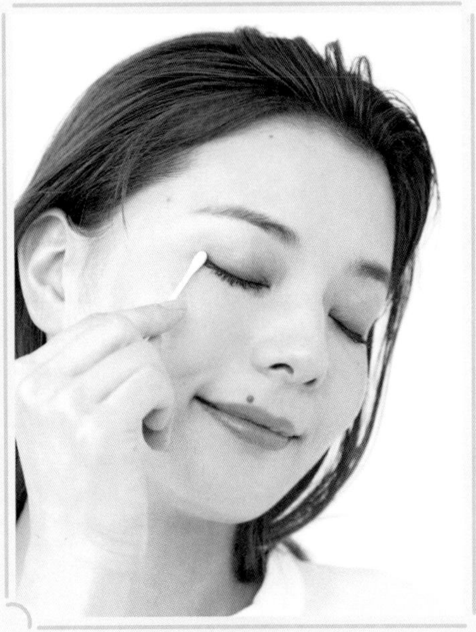

アイメイクは目のきわまでていねいに落とす

マスカラやアイラインが残っているとマイボーム腺が詰まりやすくなるので、まず目元用のリムーバーをコットンにつけて軽くパック、数秒後に力を入れずにぬぐいとります。まつ毛の間に残ったメイクも綿棒にリムーバーをつけてやさしくオフ。それから顔全体をクレンジング＆洗顔します。

心がけ
11

村木式手技を再現できる美顔器で血流をスムーズに

おうちでの目元のケアにおすすめなのが、私の手技をセルフケアで再現できる美顔器「アメージングローラー」。顔や体にも使え全身リフトアップ。

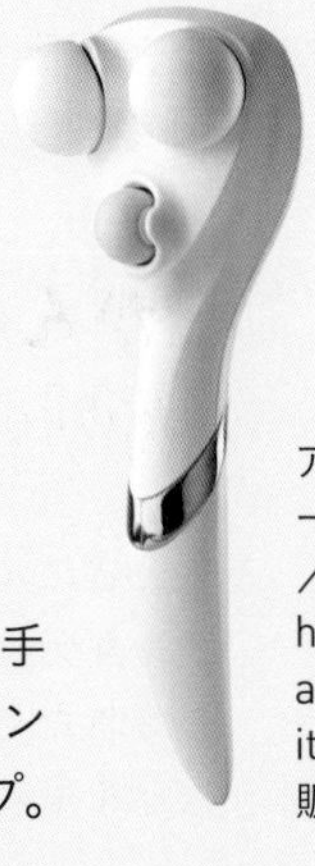

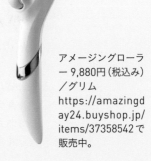

アメージングローラー 9,880円（税込み）／グリム
https://amazingday24.buyshop.jp/items/37358542で販売中。

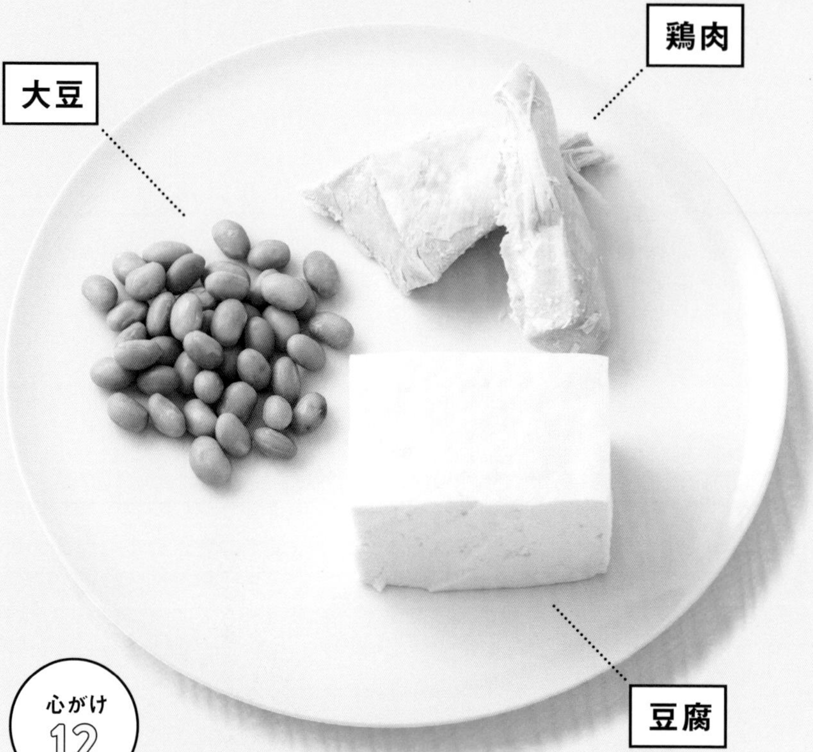

心がけ
12

さまざまな食品から体をつくる たんぱく質をしっかりとり、目元の機能低下を防ぐ

筋肉をつくるのに欠かせないたんぱく質が慢性的に不足している人が多いそう。筋力低下は血行不良を招くので、目元の疲れにも関係してきます。鶏肉や大豆製品、卵など高たんぱくの食材を意識してとり、ホエイプロテインも飲んでいます。一つの食品からとるより、いろいろなものから植物性・動物性など違うタイプのたんぱく質をとることが、アレルギーなどを避けるうえでも大事です。

心がけ
13

目にいい食べ物を積極的にとる

健康な体をつくるのには、バランスのとれた食事が大切です。目元の疲れや老化を防ぐためにとりたい栄養素を紹介します。

ビタミンE

血行促進、抗酸化作用があり、目元の疲れ、ドライアイなどを予防。アボカド、ナッツ類、かぼちゃ、オリーブ油、たらこなどに含まれます。アンチエイジングにも効果大。

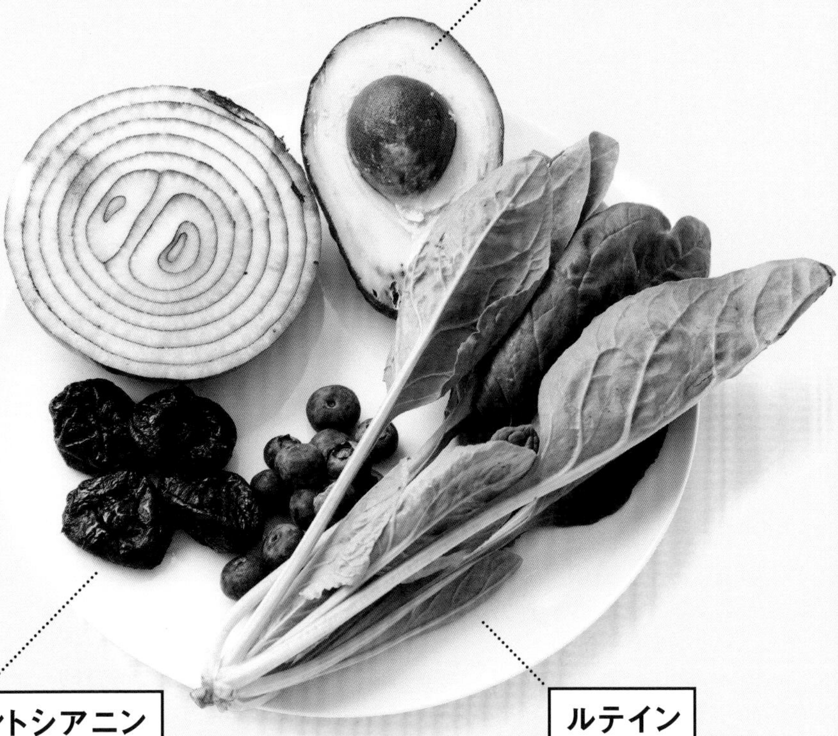

アントシアニン

ポリフェノールの一種で、ブルーベリーやプルーン、紫玉ねぎ、黒豆など青紫色の食べ物に含まれます。血流を促し、目の緊張をやわらげてくれます。

ルテイン

目の老化速度を遅らせる抗酸化作用がある栄養素。ほうれんそう、小松菜、ケール、ブロッコリーなど緑黄色野菜に多く含まれています。

おわりに

最後まで読んでいただき、ありがとうございます。

村木式「目元ほぐし」を試してみて、いかがでしたか？

耳の穴を広げることで、首から上がポカポカしてくるのを感じることはできたでしょうか。「まさか耳の穴がこってかたくなっているなんて」と、驚いたかたもいるでしょう。目元の疲れや肩、首のこりが耳に悪影響を及ぼしているなんて思いもしないですよね。気づかないうちにこっている場所なので、これからはぜひ耳の穴ストレッチを習慣にしてください。目元の疲れだけでなく、全身のめぐりがよくなるはずです。

スマートフォンやパソコンなどデジタル機器があることで、いつでも、どこにいても情報が得られる便利な時代になりましたが、その分、目元は過酷な状態に陥っています。街を歩いていても「若いのに目元がゆるんで見える」「寝不足なのかしら。目のまわりがくすんでいるわね」と、目元が疲れているかたを多く見かけます。

顔のなかで元気のバロメーターでもある目元は、いくつになってもハりがあってほしいし、イキイキしていたいもの。日中、目は働き続けて休む暇がないので、「目元ほぐし」で意識的に癒やしてあげてください。「目元ほぐし」を行っても疲れがとれない、強い痛みがあるなど異常を感じたら、眼科を受診するようにしてください。

まず、この本をおいたら目を閉じて休ませてあげてください。次に、「目元ほぐし」の3STEP（20～31ページ）を行いましょう。健やかな目元を保つには、ケアの継続が大切です。習慣にすることで、目元の疲れがとれやすくなり、まぶたのたるみや目の下のクマも徐々に改善されていくでしょう。マスクをはずせる日がきたときに、若々しく晴れやかな顔でいられるよう、ぜひ今日からとり入れていただけたらうれしいです。

2021年10月

村木宏衣

10秒《びょう》で疲《つか》れがとれる
奇跡《きせき》の目元《めもと》ほぐし

2021年11月30日　第1刷発行
2021年12月20日　第2刷発行

著　者　村《むら》木《き》宏《ひろ》衣《い》
発行者　平野健一
発行所　株式会社主婦の友社
〒141-0021
東京都品川区上大崎3-1-1
目黒セントラルスクエア
電話 03-5280-7537（編集）
03-5280-7551（販売）
印刷所　大日本印刷株式会社

ISBN 978-4-07-449964-9

■本書の内容に関するお問い合わせ、また、印刷・製本など製造上の不良がございましたら、主婦の友社（電話03-5280-7537）にご連絡ください。
■主婦の友社が発行する書籍・ムックのご注文は、お近くの書店か主婦の友社コールセンター（電話0120-916-892）まで。
※お問い合わせ受付時間　月～金（祝日を除く）9:30～17:30

主婦の友社ホームページ
https://shufunotomo.co.jp/

※本書に記載された情報は、本書発売時点のものになります。

STAFF

●ブックデザイン
細山田光宣・鈴木あづさ
（細山田デザイン事務所）
●撮影
佐山裕子（主婦の友社）
●ヘア&メイク
福寿瑠美（PEACE MONKEY）
●イラスト
佐藤末摘
●モデル
小濱庸子
●取材・文
岩淵美樹
●編集担当
野崎さゆり（主婦の友社）